心电图
图形顺序解读 第2版

华西诊断学"图解"
系列丛书

曾 锐 编 著

参与编写人员

曾 锐（四川大学华西临床医学院 / 华西医院）

胡亦清（复旦大学附属中山医院）

金泓宇（四川大学华西临床医学院 / 华西医院）

人民卫生出版社

·北 京·

图书在版编目（CIP）数据

心电图图形顺序解读／曾锐编著．—2版．—北京：人民卫生出版社，2021.1（2024.6重印）

ISBN 978-7-117-31217-2

Ⅰ.①心… Ⅱ.①曾… Ⅲ.①心电图—医学院校—教材 Ⅳ.①R540.4

中国版本图书馆 CIP 数据核字（2021）第 019187 号

人卫智网	www.ipmph.com	医学教育、学术、考试、健康，购书智慧智能综合服务平台
人卫官网	www.pmph.com	人卫官方资讯发布平台

心电图图形顺序解读
Xindiantu Tuxing Shunxu Jiedu
第 2 版

编　　著：曾　锐
出版发行：人民卫生出版社（中继线 010-59780011）
地　　址：北京市朝阳区潘家园南里 19 号
邮　　编：100021
E - mail：pmph @ pmph.com
购书热线：010-59787592　010-59787584　010-65264830
印　　刷：北京华联印刷有限公司
经　　销：新华书店
开　　本：850×1168　1/32　印张：6.5
字　　数：168 千字
版　　次：2014 年 9 月第 1 版　　2021 年 1 月第 2 版
印　　次：2024 年 6 月第 3 次印刷
标准书号：ISBN 978-7-117-31217-2
定　　价：29.00 元

第1版 序言

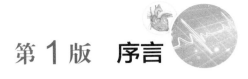

　　诊断学是医学知识的重要模块,心电图是其中必不可少的一环,且一直是诊断学教学的重点和难点。心电图作为临床工作的一项基本检查,在心血管疾病的诊断中起重要作用。尤其是在人类疾病谱发生变化、心血管疾病的发病率明显上升的情况下,心电图在临床工作中的应用日益广泛。由于心电图基础理论知识深奥抽象,心电图形态特征分散庞杂、枯燥难记,教师授课和学生学习均感到困难,由此造成学生对学习心电图的热情一直不高,心电图难学的观念级级相传,甚至产生畏难抗拒的心理。如果这个问题不解决好,不仅会使心电图教学达不到要求,还会影响医学生在未来的临床工作中正确阅读心电图的能力。因此,我们必须转变传统的教学思路,探索改进教学方法,逐步提高心电图教学的质量。

　　为能在有限的教学时间内使医学生顺利掌握心电图的基本知识和技能,我院青年医师曾锐根据多年的临床教学,总结出几点经验体会,并以临床医学专业的心电图教学为例,与传统的心电图教学大纲内容进行整合,总结出一套新的心电图课堂教学模式——图形顺序解读,取得了较好的教学效果。

　　一本好书,我们通常会以这样的词汇来加以描述:“学生喜欢读,教师喜欢用。”本书从医学生学习的角度出发,完全“零基础”起步。心电图的图形顺序理解,在我看来,其中有两个非常重要的关键词:一是图形,本书在撰写过程中,为每一种异常心电图表现绘制出相对应的心电图表现示意图,让学生可以直观、清楚地了解异常心电图的形态变化;二是顺序,作者提出了按照心电图波形产生的顺序来进行心电图分析和理解的方法,在遵循和习惯了用这样的方法分析心电图以后,你会发现常见心电图的解读其实也可以如此简单,同时也可以避免对异常心电图的漏诊,是一种既简洁,又非常实用的方法。

作为华西诊断学教学系列的辅助教材,我真心希望该书的面世和出版,可以为广大医学生或基层医生开启学习心电图的大门,对他们将来的临床工作提供有益的帮助。

四川大学华西临床医学院/华西医院

2014年7月

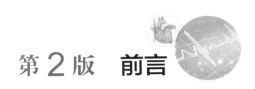

第2版 前言

时隔《心电图图形顺序解读》第1版问世,已然6年。在此期间,承蒙各位读者厚爱,让此书得以多次翻印。为此,我们不胜感激,并在再版过程中慎之又慎,唯恐辜负各位的期望。

光阴荏苒,6年来,作为国家级精品课程——诊断学的教师之一,我主要负责诊断学(心电图篇)和留学生诊断学的教学工作,也有幸连续4年被学院的学生们自发地评选为"我心目中最喜爱的教师"。近1 000学时的教学时长,与一批又一批可爱的学生们思维碰撞,加上今年举国抗疫期间线上教学的滚滚浪潮,使我对高校传统教育教学模式的改革有了更深入的思考。

特别是针对医学,密密麻麻紧凑的印刷篇幅和不断刻板重复下的死记硬背早已不适应学生们对"美好"教学体验的需求。那学生们喜欢怎样上课、怎样读书呢?我大致总结出以下观点供大家讨论。

1. **综艺性** 既有视觉震撼的冲击感,又有情景互动的趣味性,更不失曲径通幽的层次性。这样可尽可能从视觉体验、听觉体验和情绪体验上调动学习氛围,达到快速理解主干,循序渐进拓展分支的效果。

2. **竞技性** "快、准、狠"是体育竞技的目标。而如何将繁复如天书的知识精简凝练,在最短的时间内有效地传递到同学们的脑海中,极大地体现了教师本身的功力和对知识的理解水平。将简练的有效信息留在脑海中也是课业繁多的医学生最

"喜闻乐见"的记忆模式。

　　而这使我想到了"中国山水画",寥寥数笔却又不失准确地勾勒出了事物之形,恰当留白给人以遐想和拓展的空间,再配上一首诗词点缀意境、升华情感。这不就是综艺与竞技,艺术人文与科学技术的最好诠释吗?

　　由此,"以图形解构文字,以文字升华图形"的"图解"思想便成了我在医学教育教学上的中心思想。此次本书再版,在维持第 1 版主体风貌的前提下,正式形成并推出《华西诊断学"图解"系列丛书》:本书作为"图解心电图"教材《心电图图形顺序解读》,与先前出版的《图解全身体格检查》(2018 年)、《图解临床诊断思维——透过症状看诊断》(2020 年)共同成套,以形成"以构图解析诊断学"的初步架构,打造独特的品牌效应。

　　为配合上述构象,本书再版还有以下几点变更。

　　1. 纸数融合,富媒体化　融合人卫慕课"诊断学:心电图篇"的视频与课件,供大家边看书、边看教学视频,调动视觉、听觉,以形成一种类似"通感"的效果,互为补充,相得益彰。

　　2. 更新图片,精简表达　书中图片更加精美且清晰易懂,在原有简明表达上,新增"首行提要"和"记忆要领",旨在让大家在章节开始前能对本章所涉及的波群有一个简单而又不失准确的掌握,同时在小节结束后提供小段的总结,供大家及时复习回顾,又能从中发现快速的记忆奥义。以上以期使读者形成一种"先抓主干,后展枝叶"的学习体验。

　　3. 逻辑记忆,图形化知识　对本书中读者反馈较多的繁绕之处,进一步凝练图形化的知识,适当增加流程图、思维导图,使得体系在宏观架构和微观细节中的逻辑更加明晰且精练。

　　4. 更新设计排版,美观养眼;进一步修正、优化、完善全书。

　　"再来我亦为行人,那年春,除去花开不是真"。又是一年毕业季,恰逢此书第 2 版成稿,又有一批心爱的学生走向新的人生征程,我不禁思绪万千。"铁打的营盘流水的兵",沧桑风云,唯传承不变、创新不衰。亦清、泓宇,他们是我 2018 年心电图课程上的本科学生,现在都已经步入了攻读博士学位的征途,同时本书的再版也少不了他们的建议与贡献。在此,我特别邀请他们与我一起签署"前言"最后的落款部分,并以此表明华西诊断学矢志在浩荡的人类文明中坚守踏实传承与奋勇创新,始终秉持着"家国情怀,平民情感,休休有容,革故鼎新"的华西文化,在苍茫混沌中坚守仁爱怀民之信仰,以坚毅而质朴、平凡而温暖的初心,为生民立命,为万世开太平!

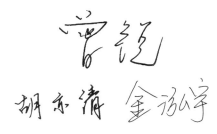

2020 年 6 月 19 日　于四川成都　华西坝

第1版　前言

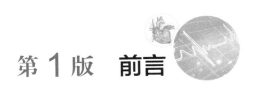

　　2001年,作为一名三年级的医学生,我和心电图有了第一次的亲密接触。虽然时间已经过去十多年,但那时的记忆依然清晰如昨日一般。那时的我,是一个不太用功的学生,对于需要认真上课且费脑思考的东西统统抵制。于是,心电图对于当时的我而言,只是考试时需要应付的题目而已,完全没有占据我思想和心灵的哪怕一点点地域。我所能够知道的,就是给我一份心电图的图纸,我可以判断出来它是心电图,而不是X线片、CT、MRI……

　　2005年,作为一名二年级的硕士研究生,我开始了两年多的临床轮转。第一个轮转的科室就是心脏内科。初到心内科病房,感到的是前所未有的恐惧和压力,其来源就是如何处理各种类型的心律失常。因为我硕士的专业并非心血管内科(我的硕士专业是消化内科),且本科阶段也没有系统地进行临床轮转和心电图的学习,面对许多突然发作的室上性心动过速、室性心动过速,我所能认识到的,就是心室率非常快,除此之外,再无其他。这个时候,急急如丧家之犬的我,只能不停地骚扰心内科的住院总(当时的住院总医师就是现在科室里的"微博达人"杨庆老师),不断地寻求他的帮助。每当看到他从容自信地拿起一份心电图,听到他进行一番讲解和分析的时候,我除了仰望,还有羡慕。心里暗暗在想,不就是一份心电图吗?怎么会有那么多有意思的分析在里面呢?自那时起,我开始慢慢觉得,心电图于我而言,已经不再是应付考试的一道试题。作为一种常用的临床工具,我必须要好好地学习。虽然如此,因为临床工作的繁忙,我始终也没有找到合适的时间来学习心电图。

2007 年,医院开始要求专业学位的博士研究生(我博士阶段的时候转了专业学习心内科)必须要在科室做三个月的副住院总医师才可以毕业。于是又是惊魂未定的三个月。我们科室的副住院总的岗位职责主要是协助正住院总管理病房,以及在正住院总外出会诊的时候,处理病房的急症。那时的我,又是在一阵紧张和焦虑中数着日子过,因为我已经不是普通的住院医师了,当临床一线的住院医师面对难题的时候,需要咨询我的意见。现在回想起来都觉得后怕,后脊背发凉,好在运气还不错,平安挺过了三个月。

2008 年,我获得了国家留学基金委资助,赴澳大利亚莫纳什大学医学院进行联合培养博士生的学习。本来以为只是短暂的一段学习经历,没想到一待就是三年多的时间,直到我完成博士后的研究工作,2012 年才又重新回到华西医院工作。在国外的几年,我仔细地阅读和学习了大量的心电图书籍,莫纳什大学图书馆里面有关心电图的书籍,很多都被我借出来阅读过,其中让我获益最多的是张新民老师主编的《临床心电图分析与诊断》、M.Gabriel Khan 教授著的 *Rapid ECG Interpretation* 以及 John R.Hampton 教授著的 *The ECG Made Easy* 系列教材,为日后形成我在教学中使用到的心电图图形顺序理解方法,奠定了充足的理论基础。

2012 年,我回到医院以后,开始在医疗组长带领下做住院医师、住院总医师的工作。每一个月,治疗组上的进修生、研究生或住院医师都会轮换,每一个月都有新面孔进入治疗组。轮转的医生,最喜欢的就是听我讲心电图。于是,每一个月,我都会重复地讲解着一样的心电图,画一样的心电图示意图,慢慢地,就有了一个想法:为什么不把这些东西写成文字? 这样,我只需要讲解其中比较难理解的地方,其余基础的心电图知识他们就可以通过看书来完成,这样不仅可以提高效率,也可以减轻我的工作负担。

于是,这本还散发着墨香的《心电图图形顺序理解》就出现在大家面前了。它凝聚了我对心电图的理解,力图从简单和实用的角度为大家的心电图学习带来帮助。

此书完成的日期,恰逢我的儿子1周岁生日,爱你的爸爸将此书献给你,作为你周岁的生日礼物。同时,感谢我挚爱的妻子,对家庭无悔的付出,对我的理解和体贴。你们是我一生中最宝贵的财富。

鉴于我知识的深度和见识的广度有限,书中的错误和疏漏之处难免,望各位读者批评指正,以便于再版的时候改进和补充。

2014 年 6 月 21 日于
四川大学华西医院心内科

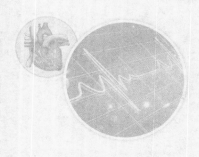

目录

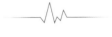

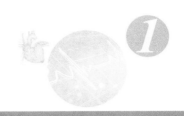

第一章

心电图基本知识

第一节　初识心电图

这是正常的十二导联心电图(图 1-1),初见这份心电图的时候,你发现了什么?

首先,你会发现许多正方形的方格。

其次,你会发现有许多奇怪的波形。

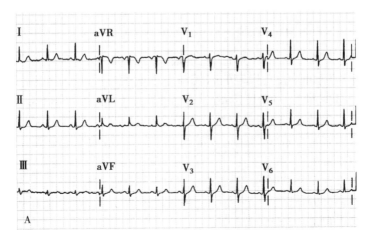

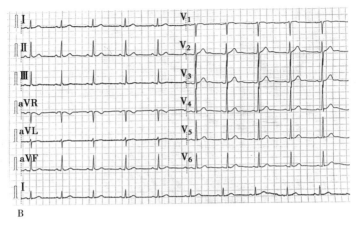

图 1-1　正常心电图

最后,你还可能发现有一些罗马数字(Ⅰ、Ⅱ、Ⅲ),以及一些字母和数字的组合(aVR、aVL、aVF、V₁、V₂、V₃、V₄、V₅、V₆)。

因此,在开始进入心电图的世界之前,我们需要做一些准备工作,那就是"认识心电图"。让我们首先从方格的意义开始讲起。

一、方格的意义

每一个小方格均为正方形,边长为 1mm。正方形的横边(横坐标)表示时间,其代表的时间与走纸速度有关。一般情况下,当走纸速度为国际规定的 25mm/s 时,1 小格为 0.04s(40ms);当走纸速度为 50mm/s 时,1 小格为 0.02s,以此类推。正方形的竖边(纵坐标)为电压,一般情况下,1 小格为 0.1 毫伏(mV)(图 1-2)。

每 5 个小方格可以构成一个大方格,大方格依然是一个正方形,它的横坐标代表的时间则是 0.2s(200ms),而纵坐标代表的电压则是 0.5mV(图 1-2)。

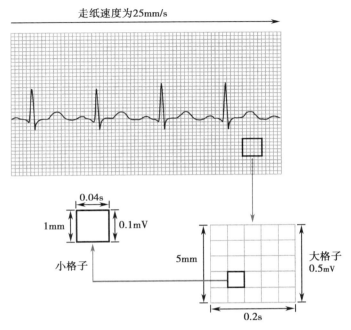

图 1-2　方格的意义（走纸速度为 25mm/s）

二、奇怪的波形是什么

讲完了格子后,我们紧接着来看看那些"奇怪"的波形。在了解这些波形前,我们有必要重新复习一下心脏的基本电活动情况。

心脏的电活动起源于位于右心房的一个特殊起搏区域,称为窦房结(sinoatrial node),经各级传导后引起心脏收缩。图 1-3 显示了心脏激动从窦房结产生后,向整个心脏传导的过程。激动首先传导至右心房和左心房,然后沿结间束(internodal tracts)到达房室结(atrioventricular node),激动到达房室结后,除极活动会有一定的延迟,最后经希氏束(His bundles)和左、右束支传导激动心室肌。

尤其要注意的是,窦房结大多没有稳定的静息电位。窦房结能自发除极和复极,是心脏的自律起搏点。正常情况下,

3

窦房结以外的心肌细胞均没有自发除极的特性,因此它们只能被外来的冲动所激动。

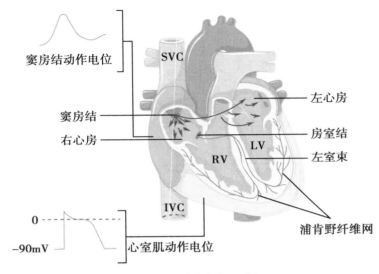

图 1-3 心脏的电传导过程

SVC,上腔静脉;IVC,下腔静脉;LV,左心室;RV,右心室。

1. **心脏的除极和复极** 静息状态下的心肌细胞,带正电荷的阳离子分布在细胞膜外侧,带负电荷的阴离子分布在细胞膜内侧,细胞处于一种"外正内负"的电平衡或极化的静息状态(图 1-4A)。当细胞受到外来电活动刺激的时候,阴离子移向细胞膜外侧,阳离子进入细胞内,变为"外负内正"。这种极化的反向过程,称为除极(depolarization)(图 1-4B)。在心肌细胞除极后的恢复期,阳离子回到细胞膜外侧,阴离子跨膜进入细胞内,细胞又恢复了"外正内负"的电平衡的状态,这样的过程称为复极(repolarization)(图 1-4C)。

当除极波方向朝向记录的电极时,电流记录仪可以记录到一个向上(正向)的波形(图 1-5A);而当除极波方向背离电极时,可记录到一个向下的波形(图 1-5B);当与电极的接触位置有一定距离的时候,产生一个较小的波形(图 1-5C),这就是心电图低电压产生的原因之一。

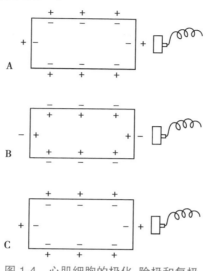

图 1-4　心肌细胞的极化、除极和复极

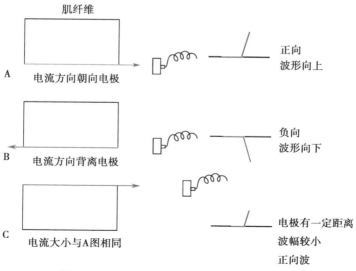

图 1-5　心电图波形与电流方向的关系示意图

2. 心肌细胞的静息电位 心肌细胞的静息电位(resting potential)是指心肌细胞在未受到刺激时(即静息状态下),存在于细胞膜内、外两侧的电位差。

其产生的原理为:在静息状态下,细胞内 K^+ 浓度比细胞外 K^+ 浓度高 30 倍(细胞内 Na^+ 浓度比细胞外 Na^+ 浓度低 30 倍),且细胞膜对 K^+ 的通透性较高,而对 Na^+ 及有机负离子(A^-)的通透性很低。因此,K^+ 可以顺着浓度差(浓度梯度)由膜内向膜外扩散,而细胞膜内的带负电的 A^- 却不能随之扩散。随着 K^+ 的外移,细胞膜形成了"外正内负"的电位差,该电位差阻止了 K^+ 进一步向细胞外扩散。当电位差增大到与 K^+ 浓度差相等的时候,K^+ 便不再向膜外扩散而达到平衡,此时存在于心肌细胞膜内、外侧的电位差就是静息电位(图 1-6)。心肌细胞的静息电位约为 –90mV。

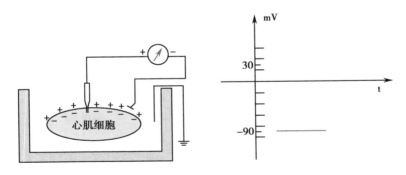

图 1-6 心肌细胞的静息电位

3. 心肌细胞的动作电位 在静息电位的基础上,如果心肌细胞受到一个适当的刺激,可触发其膜电位发生迅速的、一过性的波动,这种膜电位的波动称为动作电位(action potential)。动作电位是心肌兴奋的标志。

根据电位变化的情况,心肌细胞的动作电位被分为 0 相、1 相、2 相、3 相、4 相五个时相(图 1-7)。以下是其产生的机制。

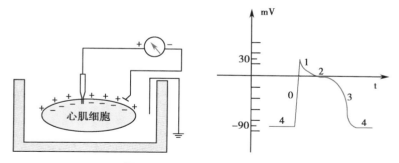

图 1-7 心肌细胞的动作电位

（1）去极化（0 相）：当心肌细胞受到一定强度的外来刺激时，可引起细胞膜 Na^+ 通道开放及 Na^+ 内流增加。Na^+ 在浓度梯度和电梯度的双重作用下，由膜外迅速进入膜内，因此引起膜内电位的迅速上升并超过膜外（+30mV），细胞膜内、外的电位变为"外负内正"的除极化状态，这一过程构成动作电位的 0 相。

（2）复极化（1 相、2 相、3 相）：Na^+ 通道是一种快通道，它的开放激活以及关闭失活速度都很快。当细胞除极化达到顶峰后，随着 Na^+ 通道的关闭以及失活，膜内电位便逐渐开始下降，标志着心肌复极化过程开始。复极化的过程异常缓慢，包含动作电位的 1 相、2 相和 3 相。1 相动作电位曲线主要是 K^+ 的外流造成的；2 相动作电位曲线比较平坦，称为"平台期"或"缓慢复极期"，其产生的机制主要是外向电流（K^+ 外流）和内向电流（Ca^{2+} 内流）处于相对平衡状态；3 相动作电位曲线比较陡峭，是因为随着 Ca^{2+} 通道的失活及 K^+ 通道的大量开放，复极化过程明显加快（又称为快速复极期），最终使动作电位恢复到之前"外正内负"的电平衡或极化的静息状态（4 相）。

4. 动作电位的传导　动作电位可以沿着细胞膜不衰减地传导至整个细胞，这是动作电位的一个重要特征。当细胞一端受刺激而兴奋的时候，该部分细胞膜呈现"外负内正"的除极化状态，而邻近的细胞膜呈现"外正内负"的极化状态，两者之间

7

产生电位差(图 1-8)。电位差的出现导致两部分之间产生"局部电流"。局部电流流动的结果,使邻近细胞膜的膜电位升高(膜内外电位差降低),当膜电位升高至阈电位水平时,就可以引发该邻近部位产生动作电位而兴奋。这样,细胞一端的兴奋就可以通过局部电流沿细胞膜传导,不断产生新的动作电位,直至兴奋整个心肌细胞。

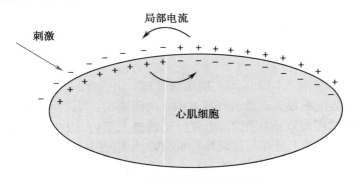

图 1-8 动作电位的传导示意图

5. 心肌细胞的除极、复极与心电图波形产生的关系 动作电位记录的是单个心肌细胞在除极与复极过程中发生在细胞膜内的电位变化(图 1-9A);图 1-9B 则记录了单个心肌细胞的除极与复极在细胞膜外的电位变化;而心电图波形则是整个心脏(全部心肌细胞)的除极和复极在体表记录到的电位变化(图 1-9C)。三者之间的对应关系见图 1-9A~C。

三、罗马数字及字母和数字组合的含义

1. 常规的 12 导联系统 心电图上看到的罗马数字(Ⅰ、Ⅱ、Ⅲ)以及一些字母和数字的组合(aVR、aVL、aVF、V_1、V_2、V_3、V_4、V_5、V_6)代表心电图的导联系统,其中包含 3 个标准导联(Ⅰ、Ⅱ、Ⅲ)、3 个加压单极肢体导联(aVR、aVL、aVF)和 6 个胸导联(V_1、V_2、V_3、V_4、V_5、V_6)。

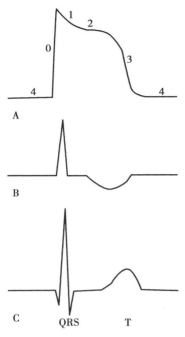

图 1-9 心肌细胞的动作电位及与
心电图波形的对应关系

标准导联(standard leads):又称为双极肢体导联(图 1-10)。
标准第一导联:简称 I 导联,左上肢接正极,右上肢接负极。
标准第二导联:简称 II 导联,左下肢接正极,右上肢接负极。
标准第三导联:简称 III 导联,左下肢接正极,左上肢接负极。

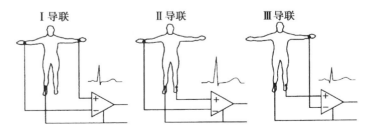

图 1-10 标准肢体导联连接示意图

加压单极肢体导联（augmented unipolar limb leads）（图 1-11）。

加压右上肢导联：简称 aVR 导联，探查电极置于右上肢。

加压左上肢导联：简称 aVL 导联，探查电极置于左上肢。

加压左下肢导联：简称 aVF 导联，探查电极置于左下肢。

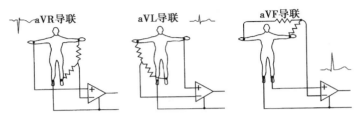

图 1-11　加压单极肢体导联连接示意图

胸导联（chest leads）：又称为 V 导联，为单极导联（图 1-12）。

V_1 导联：探查电极置于胸骨右缘第 4 肋间。

V_2 导联：探查电极置于胸骨左缘第 4 肋间。

V_3 导联：探查电极置于 V_2 和 V_4 两点连线的中点。

V_4 导联：探查电极置于左锁骨中线与第 5 肋间的交点。

V_5 导联：探查电极置于左侧腋前线与 V_4 水平的交点。

V_6 导联：探查电极置于左侧腋中线与 V_4 水平的交点。

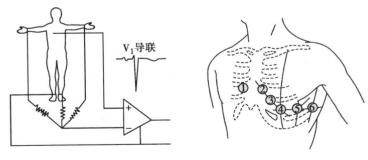

图 1-12　胸导联连接示意图

2. **其他特殊导联**　右胸导联（right precordial leads）（图 1-13A）：将胸导联的 $V_1\sim V_6$ 导联放置在右胸的相同位置，即构成右胸导

联 $V_1R\sim V_6R$。右胸导联主要用于右心室肥厚、右位心及右心室梗死的临床诊断。

后壁导联（posterior chest leads）（图 1-13B）：将探查电极放置在 V_4 水平线与腋后线、左肩胛线及脊柱左缘的交点，即构成后壁导联 V_7、V_8 及 V_9。

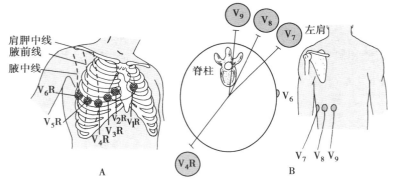

图 1-13　右胸导联及后壁导联连接示意图

十八导联心电图：在心肌梗死以及一些个别病例中为了准确对病变定位，我们会使用十八导联心电图，即在常规十二导联心电图的基础上，增加 3 个右胸导联（V_3R、V_4R 及 V_5R）及 3 个后壁导联（V_7、V_8 及 V_9）。

3. **导联轴**　导联轴（lead axis）是指某一导联正、负电极之间的假性连线，可分为肢体导联导联轴（图 1-14）及胸导联导联轴（图 1-14）。通常以箭头表示该导联正极的位置。举例：Ⅰ 导联的连接方式是左上肢接正极，右上肢接负极，因此 Ⅰ 导联的导联轴就从右上肢指向左上肢（负极指向正极），方向如图 1-14 所指方向；Ⅱ 导联的连接方式是左下肢接正极，右上肢接负极，因此 Ⅱ 导联的导联轴就从右上肢指向左下肢（负极指向正极），方向如图 1-14 所指方向。其余导联轴形成的方向，请每位读者自行按照上面的方法进行判断和理解。

肢体导联导联轴位于心脏的额面,反映心脏额面的向量分布情况,又称为*额面六轴系统*,其中 I、II、aVL 导联是从心脏的左侧面观测心脏的电活动,III、aVF 导联是从心脏的下面观测心脏的电活动,aVR 导联是从右心房观察心脏电活动(图 1-14A)。

而胸导联导联轴则位于心脏的水平面,反映心脏水平面的向量分布情况,其中 V_1 和 V_2 导联面对着右心室,V_3 和 V_4 导联面对的是室间隔和左心室前壁,V_5 和 V_6 导联面对着左心室的前壁和侧壁(图 1-14B)。

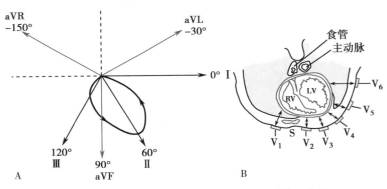

图 1-14　额面六轴系统及心脏水平面导联轴示意图

第二节　心电图各波、段的组成及含义

由窦房结发出一次激动使心房、心室顺序除极和复极,引起人体体表产生一系列的电位变化,若用心电图记录仪将它们记录下来,就形成了我们见到的心电图(图 1-15)。心电图中表示各个波的字母依次为 P、Q、R、S、T、U,是在心电图应用早期人为规定的,其中 P、T 及 U 波形成单波,Q、R 及 S 波组合在一起形成 QRS 波群,S 波和 T 波之间的部分称为 ST 段。

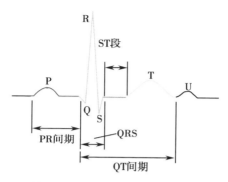

图 1-15 心电图各波、段示意图

一、P 波

P 波（P wave）是一组波群中最先出现的小波，代表左、右心房除极产生的电位变化。P 波可以表现为直立（包括钝圆、切迹、双峰、高尖形态）、双向与倒置等多种形态（图 1-16）。Ⅱ导联描记的 P 波由于其向量是朝右下的，与导联的方向平行，故一般来说Ⅱ导联的 P 波最为明显。

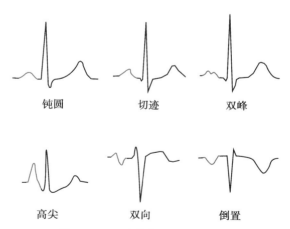

钝圆　　　　　切迹　　　　　双峰

高尖　　　　　双向　　　　　倒置

图 1-16 P 波的常见形态示意图

二、PR 间期

PR 间期（P-R interval）是自 P 波起点至 QRS 波群起点的一段时间,代表激动自心房除极开始,经结间束、房室交界区、希氏束,左、右束支及其分支和浦肯野纤维下传至心室开始除极所用的时间。该间期的大部分时间由房室结缓慢传导形成。

三、QRS 波群

QRS 波群（QRS waves）是一组波幅较大,由 Q、R、S 波组成的波群,代表左、右心室除极产生的电位变化。典型的 QRS 波群由三个紧密相连的波构成,第一个出现的负向波称为 Q 波,第一个正向波或 Q 波后的正向波称为 R 波,R 波之后的负向波称为 S 波,合称为 QRS 波群。有时继 S 波后又出现一个正向波,称为 R′ 波,若 R′ 波之后,再出现负向波,称为 S′ 波。若各波振幅 <0.5mV,则用小写英文字母 q、r、s 表示;若振幅 ≥ 0.5mV,则用大写英文字母 Q、R、S 表示。常见的 QRS 波群的形态见图 1-17。

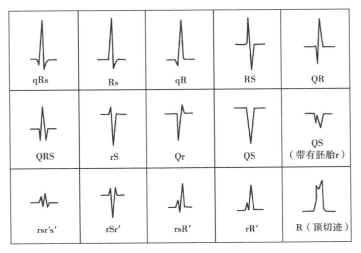

图 1-17 常见的 QRS 波群形态示意图

14

四、ST 段

ST 段（ST segment）是自 QRS 波群的终点至 T 波起点的线段，代表心室的缓慢复极过程。常见 ST 段的改变情况见图 1-18。

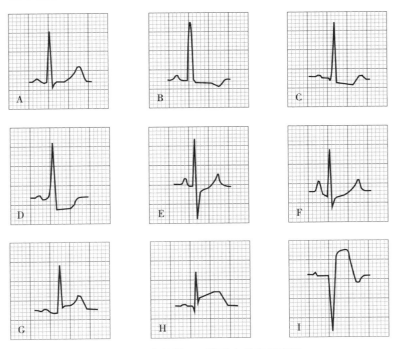

图 1-18　常见的 ST 段形态改变示意图

A. 正常 ST 段；B. 水平型下移；C. 下斜型下移；D. 近似水平型下移；E. 连接点（J 点）下移；F. 假性 ST 段下移；G. 弓背向下型抬高；H. 弓背向上型抬高；I. 弓背向上型抬高。

五、T 波

T 波（T wave）是 ST 段后的一个单波，代表整个心室快速复极的电位变化。与 P 波类似，T 波也有多种的表现形态，包括直立、切迹、低平、平坦、正负双向、负正双向、倒置等,见图 1-19。

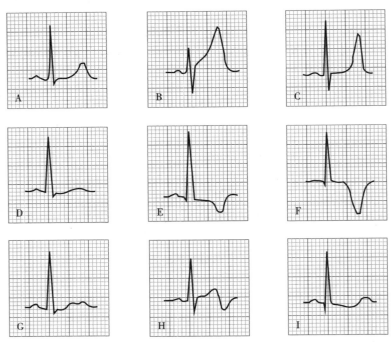

图 1-19　常见的 T 波形态改变示意图
A. 正常 T 波;B. 高耸 T 波;C. 高尖 T 波;D. 低平 T 波;E. 倒置 T 波;
F. 冠状 T 波;G. 双峰 T 波;H. 正负双向 T 波;I. 负正双向 T 波。

六、QT 间期

QT 间期(QT interval)是自 QRS 波群起点至 T 波终点的一段时间,代表心室除极及复极的全过程,即心室收缩的过程。QT 间期常常受心率的影响,当心率在 60~100 次 /min 时,QT 间期为 0.32~0.44s;为了排除心率对 QT 间期的影响,可以通过计算校正后的 QT 间期(QTc):$QTc=QT/\sqrt{RR}$,其表示心率为 60 次 /min 时的 QT 间期。

七、U 波

U 波（U wave）是 T 波之后的一个小波，其产生的机制尚未完全清楚，极有可能代表心室乳头肌的复极过程。如果 U 波出现在一个形态正常的 T 波之后，该 U 波大致正常；如果 U 波出现在一个低平的 T 波之后，这个 U 波可能属于病理性 U 波（详细的内容将在第七章中介绍）。

第三节　心电图的图形顺序理解方法

在学习了以上关于心电图的基本知识以后，我们就要正式开始学习如何分析心电图。笔者根据多年的临床教学经验，总结出一种简单、实用的学习方法——心电图的图形顺序理解。这里有两个关键词。

一个是图形，也就是理解正常或异常心电图图形产生的原理，从而理解性地加以记忆。

再一个是顺序，也就是在分析心电图的时候，按照心电图波形的产生顺序（P 波、PR 间期、QRS 波群、ST 段、T 波、QT 间期、U 波）逐一进行分析，这样的分析方法既轻松，又不会遗漏重要的诊断信息。

在后续的章节中，大家会陆续学习如何使用这种方法分析心电图。总的来说，当你拿到一份需要分析的心电图时，分析的内容和顺序如下。

1. 第一步　节律是否规整，并由节律情况估计心率。
2. 第二步　分析 P 波。
3. 第三步　分析 PR 间期。
4. 第四步　分析 QRS 波。
5. 第五步　分析 ST 段。
6. 第六步　分析 T 波。
7. 第七步　分析是否存在其他类型的心电图变化情况。

第四节 依靠节律是否规整 判断心率的方法

一、节律规整的情况

在心电图节律规整的情况下,心率可由两个相邻的 RR 间期决定。在前面的学习内容中,我们已经初步了解了格子的重要性和作用,我们再来复习一下这部分内容:当走纸速度为 25mm/s 时(这是临床心电图检查最常用的走纸速度),每一个横轴的小格代表时间是 40ms(0.04s);5 个小格组成一个大格,时间是 200ms(0.2s);5 个大格组合在一起代表的时间刚刚好是 1s,见图 1-20。

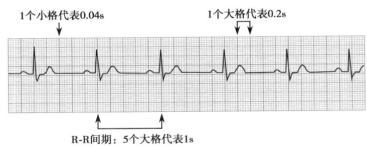

图 1-20 常用的格子数和时间的对应关系示意图

每两个 QRS 波之间为心脏每一搏动所需的时间,在心律正常时,每次心跳间隔的时间是相等的,我们假设这个时间为 t。那么 t=n(小格子数)×0.04s(在走纸速度为 25mm/s 时每小格所代表的时间)=N(大格子数)×0.2s(在走纸速度为 25mm/s 时每一大格所代表的时间)

那么,心率(次/min)=60s/t(每次搏动所需时间)

在临床上,为了快速判断心率,数小格子数往往较为麻烦,因此可以直接数大格子数(或大格子数所在的相近两个整数范围),心率 =60/0.2 ÷ t/0.2=300 ÷ N(大格子数)。

因此,有了这个基础以后,我们就能理解在心脏节律规整的情况下,心率可以通过数格子数加以判断,具体如图 1-21 所示。

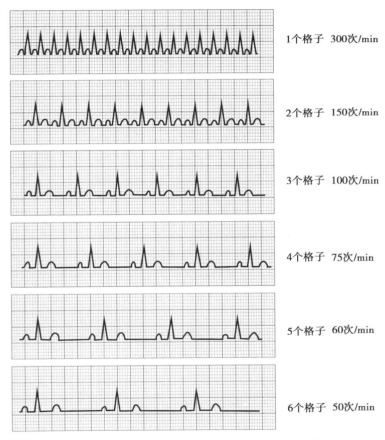

1个格子 300次/min

2个格子 150次/min

3个格子 100次/min

4个格子 75次/min

5个格子 60次/min

6个格子 50次/min

图 1-21 节律规则时,心率与格子数对应关系示意图

可以发现两个 R 波之间相距的格子数,与心率的乘积恰好为 300。

二、节律不规整的情况

在心电图节律不规整的情况下,可以先数 6s 的心搏数,然

后乘以 10 作为心率。如图 1-22 所示的心电图,6s 内心搏数是
10 次,由此可以计算出心率为 10 × 10=100 次 /min。

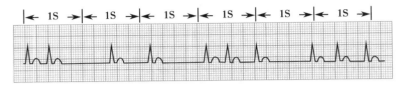

图 1-22　节律不整齐的时候,心率的计算方法示意图

第五节　心电图的伪差

　　心电图上不是由于心脏激动而出现的线条及改变称为心电
图的伪差(artifacts)。产生伪差的原因很多,但大多是由于做心
电图时操作不细致所造成的,也有一部分是由于客观原因,如患
者体质、心电图机的问题所引发。故在分析心电图时,必须将伪
差与客观存在的心脏病变导致的波形变化加以区别。由于大多
数心电图机内阻抗较大,患者皮肤的阻力与之相比偏低,故在做
心电图时若没有注意消除皮肤阻力(如运用导电糊或是用酒精
擦拭电极板下皮肤上的油蜡),则易影响心电图质量,导致伪差
的发生。比较常见的伪差包括肌干扰、基线震荡、肢体动作、交
流电干扰、电话铃响、脱线、电极板松脱等。

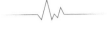

第二章

分析 P 波

P 波是 P-QRS-T 波群中最早出现的小波,代表左、右心房除极产生的电位变化。

第一节　正常窦性 P 波

正常的窦性 P 波产生于窦房结,窦房结位于上腔静脉与右心房交界处。由窦房结发出的冲动激动心房,在心房产生的除极向量主要指向左下方(图 2-1)。对应额面六轴系统以及胸导联系统,我们可以发现:心房的除极向量均投射在 I、II、aVF,V₄~V₆ 导联的正向,尤其是与 II 导联的方向一致;而投射在 aVR 导联上则为负向,与 II 导联的方向明显相反。由此我们常常会在 II、aVR 导联上寻找 P 波。

1. 心电图特点

(1)窦性心律的 P 波多呈钝圆形,在 I、II、aVF、V₄~V₆ 导联应该直立。

(2)窦性 P 波在 aVR 导联倒置。

(3)其他导联可以直立,可以倒置,也可以双相(一半直立,一半倒置)。

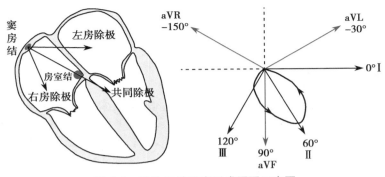

图 2-1　窦性 P 波形态形成原因示意图

（4）正常窦性 P 波时间应 <0.12s，振幅在肢体导联 <0.25mV，在胸导联 <0.2mV。

2. 心电图图解示意　Ⅱ 导联 P 波直立，aVR 导联 P 波倒置（图 2-2）。

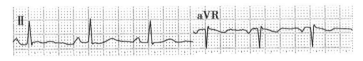

图 2-2　窦性 P 波形态特点示意图

第二节　异常窦性 P 波

一般而言，P 波形态改变主要有以下三点。

1. 心脏节律引起的形态改变　见图 2-3，图 2-4。

2. P 波高尖　提示右心房肥大，可由三尖瓣狭窄、肺动脉高压等引起（图 2-6）。

3. P 波增宽或 P 波双峰　提示左心房肥大，通常由二尖瓣狭窄引起（图 2-7）。

一、窦性 P 波频率异常

正常窦性 P 波的频率范围在 60~100 次 /min，当窦性 P 波的频率小于 60 次 /min 时,称为窦性心动过缓(sinus bradycardia)(图 2-3);而当窦性 P 波频率超过 100 次 /min 的时候,称为窦性心动过速(sinus tachycardia)(图 2-4)。

(一)窦性心动过缓

1. 心电图表现

(1)P 波为窦性。

(2)P 波频率 <60 次 /min。

(3)可能伴有窦性心律不齐(sinus arrhythmia)。

2. 心电图图解示意 见图 2-3。

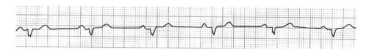

图 2-3 窦性心动过缓示意图

两相邻 P 波的间隔(或两相邻 R 波的间隔)约为 5.5 大格,

心率≈300÷5.5≈55 次 /min<60 次 /min。

(二)窦性心动过速

1. 心电图表现

(1)窦性心律。

(2)P 波频率 >100 次 /min,儿童的频率可更高。

2. 心电图图解示意 见图 2-4。

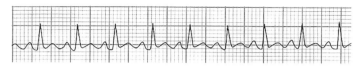

图 2-4 窦性心动过速示意图

两相邻 P 波的间隔(或两相邻 R 波的间隔)约为 2 大格,

心率≈300÷2≈150 次 /min>100 次 /min。

二、窦性 P 波电压或时间异常(心房肥大)

由于窦房结位于上腔静脉与右心房交界处,因此窦房结兴奋后发放的冲动首先激动右心房,后激动左心房。

全部心房的除极在心电图上形成 P 波,其中右房除极占据 P 波的前 2/3,左房除极占据 P 波的后 2/3,P 波中间的 1/3 为左、右心房共同除极(图 2-5)。

正常 P 波在 II 导联呈钝圆形,在 V_1 导联呈正负双向,在心电图上 II 导联和 V_1 导联是观察左、右心房电活动的最佳导联(图 2-5)。

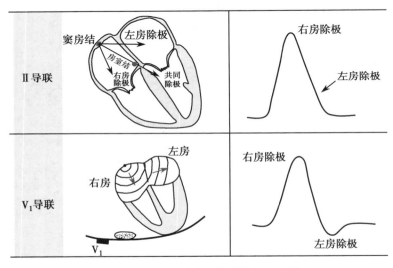

图 2-5 窦性 P 波波形构成特点示意图
冲动自窦房结发出,右心房(RA)距离窦房结近,
首先除极,后电冲动快速扩布至左心房(LA)。

(一)窦性 P 波电压异常(右房肥大)

右心房肥大(right atrial enlargement)时,指向右前下方的右房除极向量增大,增大的除极向量更接近于 II、III、aVF 导联的方向,导致 II、III、aVF 导联 P 波的形态变得高尖,振幅明显增大(图 2-6)。

1. 心电图表现

(1)II、III、aVF 导联中 P 波异常高尖,电压超过 0.25mV(肺型 P 波)。

（2）P 波电轴常常大于 70°。

（3）P 波时间仍在正常范围内。

2. **心电图图解示意**　见图 2-6。

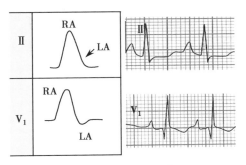

图 2-6　右房肥大示意图

（二）窦性 P 波时间异常（左房肥大）

左房肥大（left atrial enlargement）后，左房除极时间延长，导致心电图 P 波增宽。此外，因左心房除极向量增大，使心房整体的除极向量指向左后方（更靠近 I、II、aVR、aVL 导联方向），在横面背向 V_1 导联的正极，导致 I、II、aVR、aVL 导联 P 波明显增宽，V_1 导联 P 波的负向波明显增宽（图 2-7）。

1. **心电图表现**

（1）I、II、aVR、aVL 导联 P 波增宽，超过 0.12s（即走纸速度 25mm/s 时 >3 小格），有时我们又称之为"二尖瓣型 P 波"。

（2）P 波多呈双峰型，第二峰常较第一峰大，峰间距常大于 0.04s。

（3）V_1 导联中 P 波电压增高，超过 2mm，呈双向波，终末负向部分明显增宽（>40ms）、加深（>1mm），致使 Ptf-V_1［V_1 波终末向量，计算方法：V_1 导联 P 波的负向深度（mm）与时间（s）的乘积］≤ -0.04mm·s。

2. **心电图图解示意**　见图 2-7。

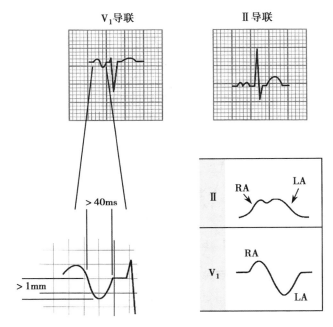

图 2-7　左房肥大示意图

第三节　非窦性 P 波

在以上的学习中,大家应该已经掌握了窦性 P 波的波形特点,以及初步使用窦性 P 波的形态特点来进行心电图的相关诊断。既然存在窦性 P 波,与之对应的,当然也就存在非窦性的 P 波。

我们首先根据窦性 P 波的形态特点,梳理一下非窦性 P 波的波形特点。

1. P 波形态　尽管 P 波在 II 导联直立,aVR 导联倒置,但与正常窦性 P 波形态不同。

2. 不呈窦性 P 波表现　P 波在 II 导联倒置,aVR 导联直立。其产生原因在于激动从房室结上传,激动心房而产生 P 波(又称为逆行 P 波)。

一、与正常窦性 P 波形态不同的 P 波(房性 P 波)

(一)房性期前收缩

由心房异位起搏点提前发出的激动称为房性期前收缩(atrial premature beat,APB),或称之为房性早搏。因其起源于心房内的异位起搏点,所以它引起心房除极的顺序与窦性不同,因此形成的 P 波形态与窦性不同,为做区别,用 P′波代替。

1. 心电图表现

(1)提前出现的 P′波,其形态与窦性 P 波不同。

(2)P′波后多数继以形态、时限正常的 QRS 波群(正常下传,图 2-8A);少数 P′波后继以宽大畸形的 QRS 波群(差异性传导,图 2-8B);另有少数 P′波后无 QRS 波群(未下传,图 2-8C)。

(3)P′R 间期≥0.12s。

(4)代偿间歇多数不完全(代偿间歇 compensatory pause:指期前出现的异位搏动代替了一个正常窦性搏动,其后出现一个较正常心动周期更长的间歇。)

小贴士

如何快速判断代偿间歇是否完全

发生期前收缩时(包括房性期前收缩、交界性期前收缩和室性期前收缩),分别找出期前收缩波群的前一正常波群和后一正常波群中的窦性 P 波。两 P 波间距所代表的时间(2PP 事件),是否等于该导联正常情况下 2 个 PP 间期(2PP 正常)。如果相等(2PP 事件=2PP 正常),则代偿间歇完全;如果前者小于正常情况下 2 个 PP 间期的时间(2PP 事件<2PP 正常),则代偿间歇不完全(图 2-9)。

2. 心电图图解示意 见图 2-8。

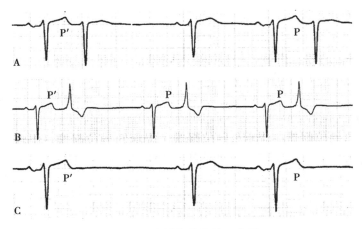

图 2-8 房性期前收缩示意图

A. 正常下传；B. 伴差异性传导；C. 未下传。

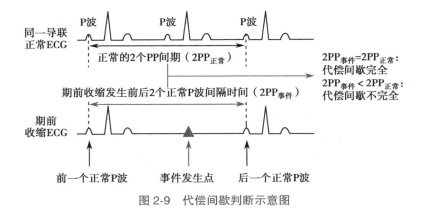

图 2-9 代偿间歇判断示意图

（二）房性逸搏

逸搏（escape beat）和期前收缩（premature contraction）是一对相对的概念，期前收缩是激动提前发放，而逸搏则是激动延迟发放。

心脏任何部位除极都将被前面出现的除极波抑制。正常情况下,由自律性最高的窦房结除极的频率所控制(窦房结自动化除极的频率约为 60~100 次 /min,心房及交接区细胞的频率约为 40~60 次 /min,心室自动化除极的频率约为 20~40 次 /min)。当产生以下的原因:①窦房结由于某种原因不能正常发放激动(包括发放激动的频率减慢或停搏);②发出的激动因传导障碍而不能下传;③其他原因造成长间歇时,低位的自律性次高的起搏点将从正常的频率抑制中释放出来,以其固有的周期发放冲动,若仅发出 1~2 个,称为逸搏,若连续发出 3 个或 3 个以上,称为逸搏心律(escape rhythm)。

按照逸搏起源部位的不同,可以分为房性逸搏(少见,图 2-10)、交界性逸搏(最多见,具体内容见本章第四节,图 2-16)以及室性逸搏(多见,具体内容见第四章)。

1. 心电图表现

(1)P′ 在较长间歇后出现,其形态与窦性 P 波不同。

(2)P′R 间期 ≥ 0.12s。

(3)P′ 后继有形态、时间正常的 QRS 波群,极少出现宽大畸形的 QRS 波群。

(4)若出现 1~2 个,称为房性逸搏;若连续出现 3 个或 3 个以上,称为房性逸搏心律(atrial escape rhythm),频率多为 50~60 次 /min。

2. 心电图图解示意 见图 2-10。

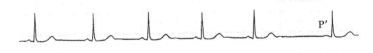

图 2-10 房性逸搏示意图

二、不呈窦性 P 波表现的 P 波(逆行 P′ 波)

(一) 房性期前收缩

位于心房下部的异位起搏点提前发放激动,可以产生逆行

P′波(图 2-11)。

1. 心电图表现

(1)提前出现的、位于 QRS 波群之前的逆行 P′波。

(2)P′波后多数继以形态、时限正常的 QRS 波群(正常下传),少数 P′波后继以宽大畸形的 QRS 波群(差异性传导),另有少数 P′波后无 QRS 波群(未下传)。

(3)P′R 间期≥ 0.12s。

(4)代偿间歇多数不完全。

2. 心电图图解示意 见图 2-11。

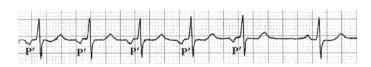

图 2-11 房性期前收缩呈逆行 P′ 表现示意图

(二)交界性期前收缩

由位于房室交界区异位起搏点提前发放的激动称为交界性期前收缩(premature junctional contraction),或称之为交界性早搏。提前出现的交界性激动可同时向上和向下传导。向上逆传激动心房产生逆行 P′ 波,向下前传激动心室产生 QRS 波群。逆行 P′ 波因激动逆传和前传的速度不同,可出现于 QRS 波群之前(图 2-12A)或之后(图 2-12B),甚至有时 P′ 波会隐没于 QRS 波群之中。

交界性期前收缩与逆行 P′ 波出现在 QRS 波群之前的房性期前收缩的鉴别,主要根据 P′R 间期及代偿间歇是否完全。若 P′R 间期≥ 0.12s,且代偿间歇不完全,为房性期前收缩;若 P′R 间期 <0.12s,且代偿间歇完全,则为交界性期前收缩。

1. 心电图表现

(1)提早出现的 QRS 波群,形态多正常或因室内差异性传导而发生畸形。

（2）逆行性 P′ 可能位于 QRS 波群之前（成人 P′R 间期 <0.12s，小儿≤ 0.10s，或与窦性 PR 间期相差较大），其后（RP′ 间期 <0.20s），或埋没于 QRS 波群之中而不易辨认（无 P 波）。

（3）代偿间歇多数完全。

2. 心电图图解示意 见图 2-12。

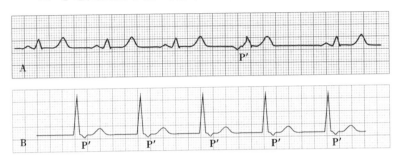

图 2-12 交界性期前收缩示意图
A. 逆行 P′ 波出现于 QRS 波群之前；
B. 逆行 P′ 波出现于 QRS 波群之后。

简而言之，房性期前收缩有异常的 P 波。交界性期前收缩既可以始终没有 P 波，也可以有紧邻于 QRS 波前面或后面的 P 波。房性和交界性期前收缩的 QRS 波形态与窦性 QRS 波的形态相同。

（三）肢体导联左、右手反接

当你阅读一份心电图发现逆行 P′ 波（简单来看，就是 Ⅱ 导联 P 波倒置，aVR 导联 P 波直立），除了想到交界性期前收缩外，还应该想到我们在进行心电图操作的时候，错误地连接了左、右手的肢体导联（图 2-13）。

1. 心电图表现

（1）心电图上出现明显的逆行 P′ 波（Ⅱ 导联 P 波倒置，aVR 导联 P 波直立）。

（2）电轴右偏（假性右偏）。

（3）Ⅰ 导联波形向下偏转，Ⅱ 导联和 Ⅲ 导联波形互换，aVR

导联与 aVL 导联波形互换，aVF 导联波形不变。

（4）胸导联 $V_1 \sim V_6$ 的变化顺序正常（从 V_1 至 V_6，R 波逐渐增高，S 波逐渐降低）。

2. **心电图图解示意** 见图 2-13。

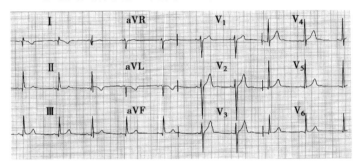

图 2-13　肢体导联左、右手反接示意图

（四）右位心

最后，逆行 P′ 波还有一个可能性，就是先天性右位心（congenital dextrocardia）。右位心心电图与肢体导联左、右手反接的心电图的鉴别要点，就在于胸导联 $V_1 \sim V_6$ 的变化顺序（从 V_1 至 V_6，QRS 波均呈 rS 型，且振幅递减）（图 2-14）。①若只出现逆行 P′ 波，而胸导联的变化顺序正常，诊断为肢体导联左、右手反接；②如果既出现逆行 P′ 波，又出现胸导联的变化顺序异常（从 V_1 至 V_6，QRS 波均呈 rS 型，且振幅递减），则为右位心。

1. **心电图表现**

（1）心电图上出现明显的逆行 P′ 波（Ⅱ 导联 P 波倒置，aVR 导联 P 波直立）。

（2）电轴右偏。

（3）Ⅰ 导联波形向下偏转，Ⅱ 导联和 Ⅲ 导联波形互换，aVR 导联与 aVL 导联波形互换，aVF 导联波形不变。

（4）胸导联 $V_1 \sim V_6$ 的变化顺序异常（从 V_1 至 V_6，QRS 波均呈 rS 型，且振幅递减）。

2. 心电图图解示意 见图 2-14。

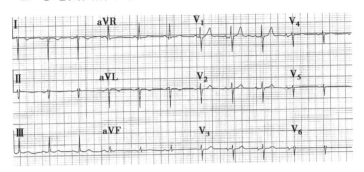

图 2-14 右位心示意图

第四节 P 波消失

一、交界性期前收缩

部分交界性期前收缩由于受到交界区单向阻滞的影响,只能下传而不能逆传心房,或有时逆行 P′ 波会隐没于 QRS 波群之中,在心电图上表现为提前出现的 QRS 波群前、后均无 P 波(图2-15)。

1. 心电图表现

(1)提早出现的 QRS 波群,形态多正常或因室内差异性传导而发生畸形。

(2)QRS 波群前、后均无 P 波(逆行 P′ 波埋没于 QRS 波群中无法辨认)。

2. 心电图图解示意 见图 2-15。

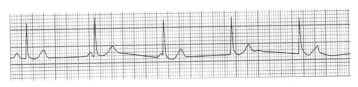

图 2-15 交界性期前收缩无逆行 P′ 波示意图

二、交界性逸搏

逸搏起源部位在房室交界区的逸搏称为交界性逸搏（junc-tional escape beat）（图 2-16）。

1. 心电图表现

（1）形态、时间正常的 QRS 波群在较长间歇后出现。

（2）多数逸搏 QRS 波群前无 P 波或相关 P 波，少数 QRS 波群前或后可出现逆行 P′ 波。若逆行 P′ 波位于 QRS 波群之前（P′R 间期 <0.12s），其后（RP′ 间期 <0.20s）。

（3）若出现 1~2 个，称为交界性逸搏；若连续出现 3 个或 3 个以上，称为交界性逸搏心律（junctional escape rhythm），频率多为 40~60 次 /min。

2. 心电图图解示意　见图 2-16。

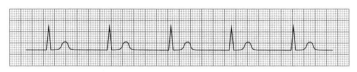

图 2-16　交界性逸搏无逆行 P′ 波示意图

三、心房扑动

心房扑动（atrial flutter，AFL），简称房扑，是一种频率快速的心脏节律。关于典型心房扑动的发生机制已比较清楚，属于房内大折返环路激动（图 2-17A）。

其主要的心电图特点是各导联的 P 波消失，被较大的、锯齿样的扑动波（F 波）代替（图 2-17B）。由于房室结不能将全部心房波下传到心室，而通常表现为 2∶1、3∶1 或 4∶1 的房室传导。扑动常常有不稳定倾向可恢复窦性节律，或进展为心房颤动，有些房扑也可以持续较长时间。

1. 心电图表现

（1）各导联 P 波消失，而代之以 F 波。

（2）F 波呈波浪形或锯齿状，形态、大小一致，F-F 间隔规整。

（3）F 波的频率一般为 250~350 次 /min。

（4）F∶R 比例多为 2∶1，故心室率一般在 140~160 次 /min。

（5）QRS 波群时间、形态一般正常，也可呈室内差异性传导，特别是在房室传导比例为 2∶1 与 4∶1 交替出现时，出现于长短周期的心搏易呈室内差异性传导。

2. 心电图图解示意　见图 2-17。

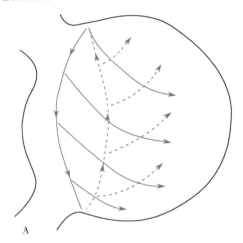

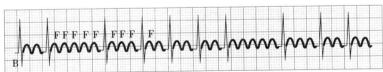

图 2-17　心房扑动

A. 机制模式图；B. 心电图模式图。

四、心房颤动

心房颤动（atrial fibrillation，AF），简称房颤，又称为心房纤颤。其是心房的心肌纤维各自为营，独立除极所引发的（图 2-18A），表现为一种频率比房扑更加快速的心脏节律。其主要的心电图特点是各导联的 P 波消失,被较细小的颤动波(f 波)代替(图 2-18B)。

另外,由于房室结以"全或无"的方式下传,经过正常途径下传,使希氏束的除极波具有恒定的强度,QRS 波形态正常。然而,这些除极波的节律不规整,因此心室的激动节律呈现绝对不规整。

1. 心电图表现

(1)各导联 P 波消失,而代之以 f 波。

(2)f 波大小不一,形态不同,间隔不整,f 波的频率 450~600 次 /min。

(3)RR 间期不整。

(4)心室率一般增快,但通常 <160 次 /min,应用洋地黄之后或慢性心房颤动,心室率可变慢。

(5)心房颤动的 QRS 波群时间、形态一般正常,但因心室周期波动较大,出现于长短周期的心搏可呈室内差异性传导。

2. 心电图图解示意 见图 2-18。

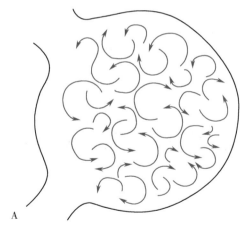

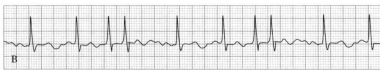

图 2-18 心房颤动

A. 机制模式图;B. 心电图模式图。

一般而言,房颤 P 波消失且心电图基线绝对不规则(f 波),但有时也可能出现"房扑样"心电图。而与房扑不同,房颤患者的心室律绝对不规整。

五、窦性停搏

窦性停搏(sinus arrest)又称为窦性静止,是指由于某种原因引起窦房结在一段时间内停止发放冲动,使心房或整个心脏暂时停止活动(图 2-19)。此时低位起搏点常"保护性"地发放激动,表现出逸搏或逸搏心律。

1. 心电图表现

(1)在规律的窦性节律中,突然出现一个长间歇(一个长的 PP 间期)。

(2)长 PP 间期与正常的窦性 PP 间期不呈倍数关系。

(3)长间歇后常常出现逸搏或逸搏心律。

2. 心电图图解示意 见图 2-19。

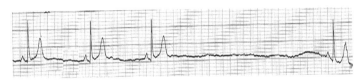

图 2-19 窦性停搏示意图

第五节 常见的窄 QRS 波心动过速

窄 QRS 波心动过速是指 QRS 波时限 ≤ 0.12s,频率 ≥ 100 次 /min 的心动过速。95% 为室上性心动过速(室上速),起源于束支分叉以上;5% 为室性心动过速(室速),特别是儿童基底部起源的特发性室速可小于 0.12s。

严格意义上来说,室上性心动过速类型包括房室结折返性心动过速、房室折返性心动过速、房性心动过速、窦性心动过速、房扑和房颤。现在临床上提的较多的室上性心动过速往往指前三者。

　　在具体阐述之前，首先要提出一点。临床上，我们希望心电图尽可能地给我们提供更多的信息以辅助诊断，因此我们会通过逻辑推理、经验总结等列出一条条的公式来寻找各种疾病的规律。但是心电图毕竟只是一个检查，其功能有限。比如下面将阐述的不同类型的室上性心动过速。虽然针对其不同类型，我们有很多条心电图判断标准，但是现在临床上很少只依据心电图对室上性心动过速的具体类型作诊断。因为现如今发达的电生理检查在室上性心动过速具体类型的诊断方面已经远远优于心电图，而且就算其类型不同，治疗手段也往往一致（如消融、抗凝）。

　　因此，我们现在临床上针对这种情况，心电图上往往只会给"室上性心动过速"的诊断。

一、规整的窄 QRS 波心动过速

（一）房室结折返性心动过速

　　房室结折返性心动过速（atrioventricular nodal reentrant tachycardia，AVNRT），也称房室结反复性心动过速，其产生的基础是：在房室结内存在 2 条不同性能的传导通路，称为房室结双径路：①一条传导速度缓慢，但不应期短，称为慢径路（α 通道）；②另一条传导速度快，但不应期长，称为快径路（β 通道）。

　　1. 正常情况　窦性激动沿快径路下传至心室，当传至慢径路时，可从慢径路远端逆传，与同时从慢径路下传的激动相互抵消而中止（图 2-20A）。

　　2. 当某个房性激动提前发放时

　　（1）由于快径路的不应期较长，而慢径路的不应期短，因此激动只能通过已经脱离不应期的慢径路下传，出现一个较长的 P'R 间期。

　　（2）此时，当下传的激动经慢径路传导至快径路远端时，若快径路已经脱离了不应期,则此激动可逆传至心房。

(3)但该激动在一个循环后在慢径路近端继续向下传导时,慢径路尚没有脱离不应期,激动不能再次下传。

(4)因此,心电图仅仅表现为 QRS 波群之后产生一个心房回波(逆行 P′ 波,图 2-20B)。

3. 当某个房性激动提前得更早时

(1)激动在慢径路上传导得更加缓慢。

(2)其经慢径路下传至快路径远端。

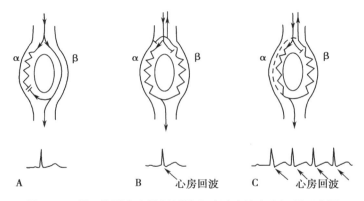

图 2-20 慢 - 快型房室结折返性心动过速的产生机制示意图

(3)后经快径路到达慢径路近端时,慢径路已经脱离了不应期,激动则可以沿慢径路再次下传。

(4)如此反复,便形成了连续的折返激动,引起房室结折返性心动过速的发生(图 2-20C)。此为最常见的慢 - 快型房室结折返性心动过速的形成机制。

还有一种少见类型的房室结折返性心动过速,其快径路的不应期比慢径路的不应期短,折返激动从快径路下传,慢径路逆传,形成快 - 慢型房室结折返性心动过速。此型房室结折返性心动过速非常少见,仅占整个房室结折返性心动过速的 10% 左右,且多见于儿童,本书中不做赘述(图 2-21)。

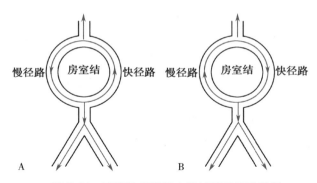

图 2-21 房室结折返性心动过速的两种类型

下面,我们重点学习慢-快型房室结折返性心动过速(图 2-22)。

1. 心电图表现

(1)心动过速常由房性期前收缩诱发,发作频率 160~200 次 /min。

(2)RR 间期规则,心律绝对整齐。

(3)多数情况下无 P 波,这是因为多数情况下逆传的 P 波与 QRS 波群融合所致,少数情况下在 QRS 波群后可有逆行 P′ 波,其中有些逆行 P′ 波出现在 QRS 波群的 J 点处,导致 II、III、aVF 导联形成一个假性 s 波或者 V_1 导联形成一个假性 r 波。

(4)RP′ 间期 <P′R 间期,RP′ 间期 <70ms。

(5)QRS 波群一般形态正常,在合并室内差异性传导或者原有束支传导阻滞的情况下,QRS 波群可出现宽大,少数患者可出现 QRS 波群电交替现象(电交替详见第七章"电交替")。

2. 心电图图解示意 见图 2-22。

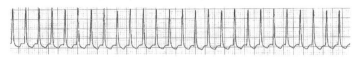

图 2-22 慢 - 快型房室结折返性心动过速示意图

(二)房室折返性心动过速

正常情况下,房室结 - 希浦系统是房室之间电激动唯一的传导通道,其周围的房室环具有绝缘功能,起到屏障作用。某些先天发育异常者,房室间除了有正常的房室传导系统外,还存在异常附加的房室传导束(又称为旁路),来自心房的激动可以通过正路或旁路两条途径下传至心室。由于旁路独特的电生理特性,它的存在为激动在房室之间折返创造了有利的条件,从而使心房、正常房室传导系统、心室以及房室旁路共同构成了一个大的折返环路,形成房室折返性心动过速(atrioventricular reentrant tachycardia,AVRT)。

　　引起房室折返性心动过速的房室旁路有两种,包括显性旁路和隐匿性旁路。

　　显性旁路,即房室旁道以双向传导,既可以前传,也可以逆传。在平时窦性心律时,窦性激动既可以从正常房室传导系统下传,又可以通过房室旁路快速传导至心室的某些位置,使这部分心室肌提前除极,在心电图上表现为在 QRS 波群前出现预激波(预激相关内容见第三章第二节)。

　　当心动过速发生时,激动可以沿正常房室传导通路下传,沿房室旁路逆传,形成顺向型房室折返性心动过速,心电图表现为无预激波的正常 QRS 波形(图 2-23A);激动也可以沿室旁路下传,沿正常房室传导通路逆传,从而形成逆向型房室折返性心动过速,心电图上表现为有预激波的宽大 QRS 波形(图 2-23B)。

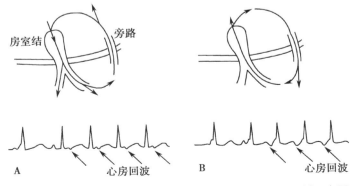

图 2-23　显性旁路引起的房室折返性心动过速的产生机制示意图

隐匿性旁路,即房室旁路没有前传功能,只能逆传。因此在平时窦性心律或心动过速发生时,激动均由正常的房室传导通路下传,旁路逆传,表现为没有预激波的正常 QRS 波形,亦可形成顺向型房室折返性心动过速。

1. 顺向型房室折返性心动过速

(1)心电图表现

1)心动过速发作频率 150~250 次 /min,常常 >200 次 /min。

2)心律规整。

3)多数情况下无 P 波,这是因为多数情况下逆传的 P 波与 QRS 波群融合所致,少数情况下在 QRS 波群后可有逆行 P′ 波。

4)RP′ 间期 <P′R 间期,RP′ 间期 >70ms。

5)房室之间呈 1:1 的房室关系,不应出现房室传导阻滞:因为正常的房室传导是折返维持的前提,若出现房室传导阻滞,则可以排除房室折返性心动过速。

6)QRS 波群一般形态正常,在合并室内差异性传导或者原有束支传导阻滞的情况下,QRS 波群可出现宽大,少数患者可出现 QRS 波群电交替现象(电交替详见第七章"电交替")。

7)常被适时的房性期前收缩或室性期前收缩诱发或终止。

8)显性旁路参与的心动过速,在心动过速发作时,QRS 波群形态正常;窦性心律时,呈预激综合征心电图表现。

(2)心电图图解示意:见图 2-24。

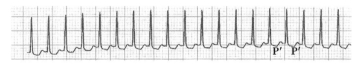

图 2-24 顺向型房室折返性心动过速示意图

有学者研究认为,在窄 QRS 波心动过速时,出现一个或多个导联 ST 段下降 >0.2mV 或 T 波倒置,提示心动过速的机制是旁路折返。

AVRT 时,ST 段下降的程度比 AVNRT 时大,其机制可能是

AVNRT 时心房和心室的激动几乎是同时开始的;而 AVRT 时,逆传的激动需要从相对较远的折返路径传导,耗时长,逆行 P′波重叠在 ST 段上形成 ST 段下降。

2. 逆向型房室折返性心动过速

(1)心电图表现

1)QRS 起始部可见预激波。

2)心动过速发作时,心率 150~250 次 /min,常常 >200 次 /min,节律规整。

3)多数情况下无 P 波,如存在 P′波,则 RP′间期 >P′R 间期。

4)窦性心律时,QRS 波群多呈预激综合征心电图改变。

(2)心电图图解示意:见图 2-25。

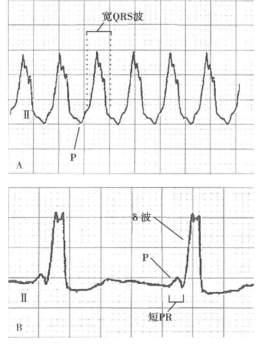

图 2-25 逆向型房室折返性心动过速(心动过速发生时)示意图
A.心动过速发生时;B.正常窦性节律时

（三）房性心动过速

房性心动过速（atrial tachycardia）简称房速（图 2-26）。根据发生机制与心电图表现的不同,房性心动过速可分为自律性房性心动过速、折返性房性心动过速与混乱性房性心动过速三种。其最主要的特点就是出现与窦性 P 波形态不同的 P 波（具体内容参见本章第三节"房性期前收缩"）。

1. 心电图表现

（1）心房率通常为 150~200 次 /min,心室率常在 100~150 次 /min。

（2）P 波形态与窦性心律不同（在 Ⅱ、Ⅲ、aVF 导联通常直立,在 aVR 导联倒置）;或表现为逆行 P′ 波（在 Ⅱ、Ⅲ、aVF 导联通常倒置,在 aVR 导联直立）,P′P′ 间期、P′R 间期不等者称为"多形性"或"紊乱性"房性心动过速。

（3）常出现二度 Ⅰ 型或 Ⅱ 型房室传导阻滞,呈现 2∶1 房室传导者亦属常见,但心动过速不受影响。

（4）P 波之间的等电线仍存在（与心房扑动时等电线消失不同）。

（5）刺激迷走神经不能终止心动过速,仅加重房室传导阻滞。

（6）发作开始时心率逐渐加速。

2. 心电图图解示意　见图 2-26。

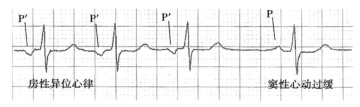

图 2-26　房性心动过速示意图

（四）窦性心动过速

详见本章第二节中"窦性心动过速"。

（五）心房扑动

详见本章第四节"三、心房扑动"。

二、不规整的窄 QRS 波心动过速

心房颤动：详见本章第四节"四、心房颤动"。

【附】窄 QRS 波心动过速的鉴别诊断流程图（图 2-27）。

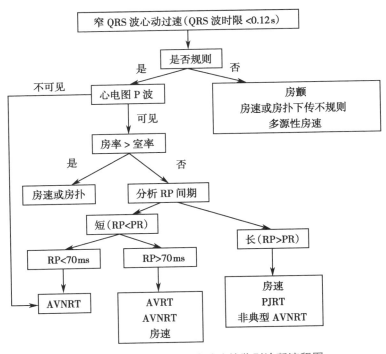

图 2-27　窄 QRS 波心动过速的鉴别诊断流程图
PJRT，持续性反复发作性交界区心动过速
（permanent junctional reciprocating tachycardia）。

第六节 P 波相关的心电图 图例及解答

例 2-1 节律（整齐 不整齐） 频率（ 次 /min）
分析 P 波（窦性 非窦性 无 P 波）

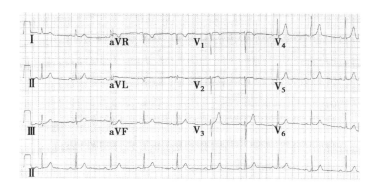

例 2-2 节律（整齐 不整齐） 频率（ 次 /min）
分析 P 波（窦性 非窦性 无 P 波）

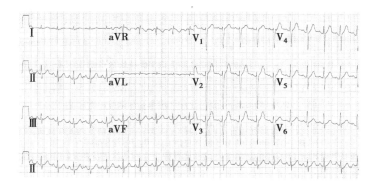

例 2-3　节律(整齐　不整齐)　频率(　　次 /min)
分析 P 波(窦性　非窦性　无 P 波)

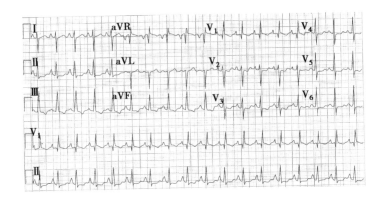

例 2-4　节律(整齐　不整齐)　频率(　　次 /min)
分析 P 波(窦性　非窦性　无 P 波)

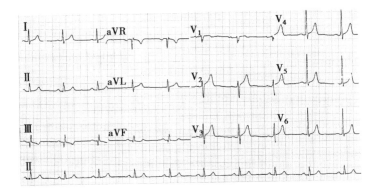

例 2-5　节律(整齐　不整齐)　频率(　　次 /min)

分析 P 波(窦性　非窦性　无 P 波)

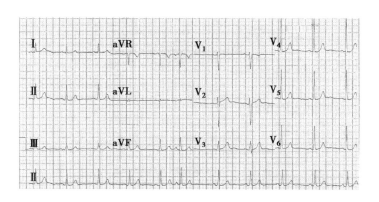

例 2-6　节律(整齐　不整齐)　频率(　　次 /min)

分析 P 波(窦性　非窦性　无 P 波)

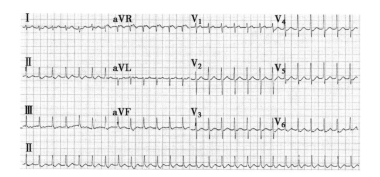

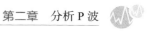

例 2-7 节律(整齐 不整齐) 频率(次 /min)

分析 P 波(窦性 非窦性 无 P 波)

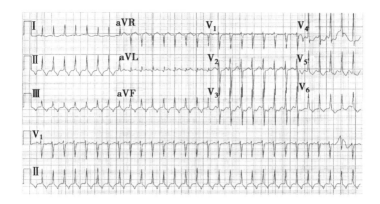

例 2-8 节律(整齐 不整齐) 频率(次 /min)

分析 P 波(窦性 非窦性 无 P 波)

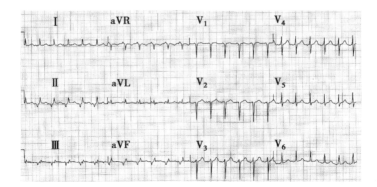

例 2-9 节律（整齐 不整齐）频率（ 次 /min）
分析 P 波（窦性 非窦性 无 P 波）

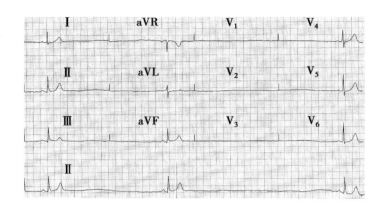

例 2-10 节律（整齐 不整齐）频率（ 次 /min）
分析 P 波（窦性 非窦性 无 P 波）

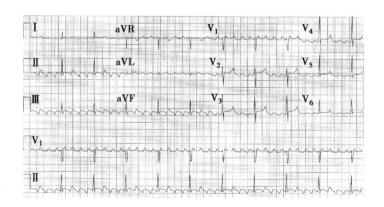

例 2-11　节律（整齐　不整齐）　频率（　次 /min）
分析 P 波（窦性　非窦性　无 P 波）

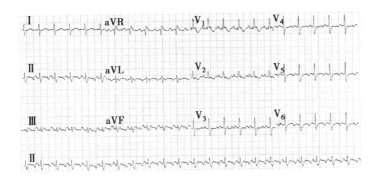

例 2-12　节律（整齐　不整齐）　频率（　次 /min）
分析 P 波（窦性　非窦性　无 P 波）

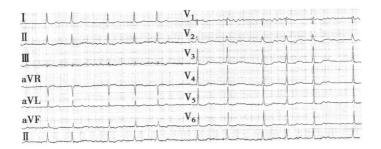

例 2-13　节律（整齐　不整齐）　频率（　　次 /min）

分析 P 波（窦性　非窦性　无 P 波）

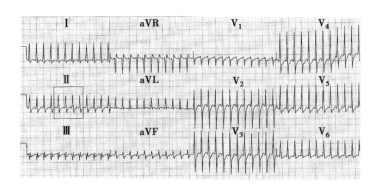

例 2-14　节律（整齐　不整齐）　频率（　　次 /min）

分析 P 波（窦性　非窦性　无 P 波）

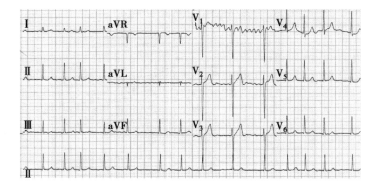

例 2-15　节律（整齐　不整齐）　频率（　　次 /min）
分析 P 波（窦性　非窦性　无 P 波）

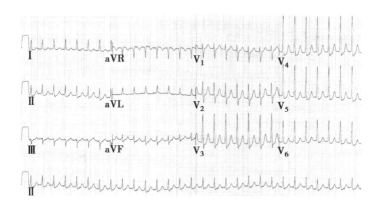

例 2-16　节律（整齐　不整齐）　频率（　　次 /min）
分析 P 波（窦性　非窦性　无 P 波）

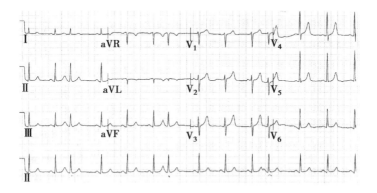

例 2-17　节律（整齐　不整齐）　频率（　　次 /min）

分析 P 波（窦性　非窦性　无 P 波）

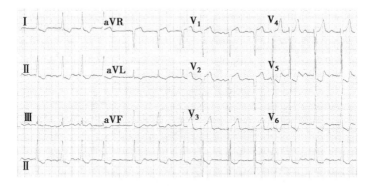

解　答：

例 2-1
节律：整齐　频率：低于 60 次 /min
P 波：窦性 P 波
诊断：窦性心动过缓

例 2-2
节律：整齐　频率：大于 100 次 /min
P 波：窦性 P 波
诊断：窦性心动过速

例 2-3
节律：整齐　频率：大于 100 次 /min
P 波：窦性 P 波
诊断：窦性心动过速，右房肥大，右室高电压（右心室肥厚）待诊
　　　（第四章第二节）

例 2-4
节律：整齐　频率：60~100 次 /min
P 波：窦性 P 波
诊断：窦性心律，正常心电图

例 2-5
节律：不整齐　频率：60~100 次 /min
P 波：窦性 P 波
诊断：窦性心律，房性期前收缩，左室高电压（左心室肥厚）待诊
　　　（第四章第二节）

例 2-6
节律：整齐　频率：大于 100 次 /min

P 波：非窦性 P 波

诊断：室上性心动过速（房室结折返性心动过速）

例 2-7

节律：整齐　频率：大于 100 次 /min

P 波：非窦性 P 波

诊断：室上性心动过速（房室折返性心动过速）

例 2-8

节律：整齐　频率：大于 100 次 /min

P 波：非窦性 P 波

诊断：房性心动过速

例 2-9

节律：不整齐　频率：低于 60 次 /min

P 波：窦性 P 波

诊断：窦性停搏

例 2-10

节律：整齐　频率：60~100 次 /min

P 波：非窦性 P 波

诊断：心房扑动（呈 4：1 下传）

例 2-11

节律：整齐　频率：大于 100 次 /min

P 波：非窦性 P 波

诊断：心房扑动（呈 2：1 下传）

例 2-12

节律：不整齐　频率：60~100 次 /min［提示：由于节律不整，心率计算时可数齐 50 大格（10s）的 R 波个数再乘以 6 即为心率，

此图最下一长条 II 导联 R 波个数为 11 个,即心率大致估计
为 66 次 /min]

P 波:非窦性 P 波

诊断:心房颤动

例 2-13

节律:整齐　频率:大于 100 次 /min

P 波:非窦性 P 波

诊断:心房扑动(呈 1:1 下传)

例 2-14

节律:不整齐　频率:60~100 次 /min(计算方法同例 2-12)

P 波:非窦性 P 波

诊断:心房颤动

例 2-15

节律:整齐　频率:大于 100 次 /min

P 波:非窦性 P 波

诊断:室上性心动过速

例 2-16

节律:不整齐　频率:60~100 次 /min

P 波:窦性 P 波

诊断:窦性心律,房性期前收缩

例 2-17

节律:不整齐　频率:60~100 次 /min(计算方法同例 2-12)

P 波:无窦性 P 波

诊断:心房颤动,洋地黄效应(第七章),左心室肥厚(第四章)

第三章

分析 PR 间期

PR 间期是指 P 波开始至 QRS 波群开始的一段时间,代表了从心房除极开始到心室除极开始的时间。该间期的大部分时间由房室结缓慢传导形成。

第一节　正常 PR 间期

正常 PR 间期多数在 0.12~0.20s(即走纸速度 25mm/s 时 3~5 小格)之间。PR 间期受心率及年龄影响明显,在幼儿及心动过速的情况下,PR 间期相应缩短;在老年及心动过缓的情况下,PR 间期可略延长。因此,PR 间期的正常范围在不同心率及年龄情况下,有不同的正常值(表 3-1)。

表 3-1　年龄、心率与 PR 间期最高限度表　　单位:s

年龄 / 岁	心率 /(次 /min)				
	70 以下	71~90	91~110	111~130	130 以上
0~1.5	0.16	0.15	0.145	0.135	0.125
1.5~6	0.17	0.165	0.155	0.145	0.135
7~13	0.18	0.17	0.16	0.15	0.14

续表

年龄 / 岁	心率 /(次 /min)				
	70 以下	71~90	91~110	111~130	130 以上
14~17	0.19	0.18	0.17	0.16	0.15
18 及以上	0.20	0.19	0.18	0.17	0.16

第二节 异常 PR 间期

PR 间期延长(>0.20s),提示房室传导延缓,见于各种原因的房室传导阻滞;PR 间期缩短(<0.12s),提示房室传导加速,多见于预激综合征。

一、PR 间期延长(房室传导阻滞)

房室传导阻滞(atrioventricular block,AVB)是指激动从心房传导至心室的过程中,因房室传导的某些部位的不应期异常延长,导致激动出现传导延缓、部分甚至全部中断的现象。房室传导阻滞可以是一过性、间歇性或持久性的,持久性房室传导阻滞一般是器质性病变或损伤导致的结果。

心房除极在心电图上表现为 P 波,而心室除极在心电图上表现为 QRS 波。正常情况下,每个 P 波后面都应跟随相关的 QRS 波群,且 PR 间期长短相对稳定在一定范围之内。当发生房室传导阻滞时,心电图表现为 P 波与 QRS 波之间的关系异常,包括 PR 间期延长或 P 波后无相关的 QRS 波群。

根据阻滞的严重程度,房室传导阻滞可以分为一度、二度、高度及三度。其中一度、二度及高度房室传导阻滞又称为不完全性房室传导阻滞(incomplete atrioventricular block);三度房室传导阻滞又称为完全性房室传导阻滞(complete atrioventricular block)。

(一)一度房室传导阻滞

一度房室传导阻滞(first degree atrioventricular block)是指

激动从心房传导至心室的时间延长,大多是由于在房室结内传导延迟,在心电图上表现为 PR 间期延长超过正常范围。但无论延长程度如何,每次室上性激动均能下传心室,不出现传导中断的现象,即心电图上表现为每个 P 波后均会跟随一个 QRS 波,不出现 QRS 波的脱漏。

1. **心电图表现**

(1)成人 PR 间期 >0.20s(老年人 >0.22s,14 岁以下的儿童 >0.18s)。大多数在 0.21~0.35s。

(2)PR 间期受心率及年龄影响较明显,一度房室传导阻滞表现为 PR 间期超过其心率及年龄段的正常上限(见表 3-1)。

(3)同一受检者前后两次心电图比较,在心率没有明显变化的情况下,PR 间期的延长超过 0.04s。

2. **心电图图解示意**　见图 3-1。

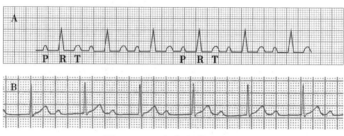

图 3-1　一度房室传导阻滞
A. 模式心电图;B. 真实心电图。

(二)二度房室传导阻滞

二度房室传导阻滞(second degree atrioventricular block)是指激动从心房传导至心室的过程中,部分传导中断,即出现了心搏脱漏的情况,在心电图上表现为一部分 P 波后无相关的 QRS 波群跟随。二度房室传导阻滞最早由文氏(Wenckebach)及莫氏(Morbiz)所描述,因此又称为文氏型(Wenckebach)及莫氏型(分为 Morbiz Ⅰ 型及 Ⅱ 型)房室传导阻滞。

1. **二度 Ⅰ 型房室传导阻滞(Morbiz Ⅰ 型,Wenckebach 型)**

二度Ⅰ型房室传导阻滞又称为文氏型或者莫氏Ⅰ型房室传导阻滞,是二度房室传导阻滞中最常见的类型,多数为功能性阻滞或阻滞部位在房室结或希氏束的近端,预后较好。

（1）心电图表现

1）P-R 间期逐渐延长,直到一个 P 波后出现 QRS 波的脱漏,随后激动又以较短的 PR 间期下传,继之 PR 间期再进行性延长,这种现象循环往复。

2）P 波为规则的窦性 P 波。

3）可周期性出现 QRS 波脱漏。

4）传导比率可以是固定的,也可以是不固定的,临床上以后者为多见。

（2）心电图图解示意　见图 3-2。

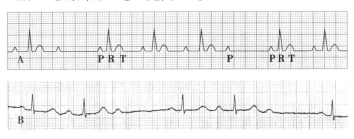

图 3-2　二度Ⅰ型房室传导阻滞
A. 模式心电图;B. 真实心电图。

2. **二度Ⅱ型房室传导阻滞（Morbiz Ⅱ型）**　二度Ⅱ型房室传导阻滞又称为莫氏Ⅱ型房室传导阻滞,是二度房室传导阻滞中相对少见的类型。多数为器质性阻滞,或阻滞部位在房室结以下,位于希氏束的远端或双侧束支,预后较差。

（1）心电图表现

1）PR 间期固定。

2）P 波规则地出现,突然发生周期性的 QRS 波群脱漏。

3）下传的 QRS 波群可以是正常的(阻滞部位位于希氏束远端),也可以呈束支阻滞或分支阻滞图形(阻滞部位大多位于束支水平)。

4)传导比率可以是固定的,也可以是不固定的。

(2)心电图图解示意:见图 3-3。

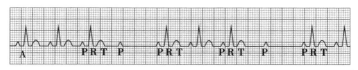

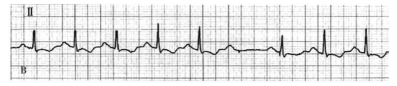

图 3-3 二度Ⅱ型房室传导阻滞
A. 模式心电图;B. 真实心电图。

(三)高度房室传导阻滞

在房室传导阻滞中,阻滞的严重程度常用房室传导比率来表示,即 P 波数与 QRS 波群数之比。如 4:3 阻滞,是指 4 个 P 波中有 3 个下传心室,1 个被阻断;同理,4:1 阻滞则是指 4 个 P 波中只有 1 个下传心室,3 个被阻断。当心电图上连续出现 2 次或 2 次以上 P 波不能下传的时候,称为高度房室传导阻滞 (high-grade atrioventricular block)。

1. 心电图表现

(1)房室传导比率为 3:1,或更高程度的房室阻滞(如 4:1、5:1、6:1 下传等)。

(2)由于心室率缓慢,常出现交界性或室性逸搏及逸搏心律 (取决于阻滞区的位置),形成不完全性房室传导阻滞。

(3)高度房室传导阻滞既可以是莫氏Ⅱ型阻滞(多见),也可以是莫氏Ⅰ型阻滞。Ⅰ型和Ⅱ型取决于阻滞发生的部位。Ⅰ型阻滞的部位大多发生在房室结水平,少数在希氏束近端;而Ⅱ型阻滞的部位多位于希氏束远端或束支水平。观察心室夺获(一阵室性心动过速心律中突然有一个窦性 P 波下传心室形成窄波

的 QRS 波)的 PR 间期是否相等有助于两型的鉴别,相等的为
Ⅱ型,不等的为Ⅰ型。

2. 心电图图解示意　见图 3-4。

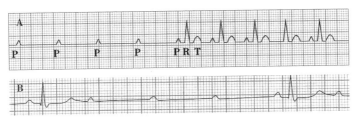

图 3-4　高度房室传导阻滞
A. 模式心电图;B. 真实心电图。

特别的,对于二度和高度房室传导阻滞在某些时刻,P 波可
融合于 T 波中,使 T 波形变。二度Ⅰ型房室传导阻滞通常是良
性的,但二度Ⅱ型传导阻滞和 3∶1、4∶1 及以上的传导阻滞可能
提示预后不良,未来可进展为三度房室传导阻滞。

(四) 三度房室传导阻滞

三度房室传导阻滞(third degree atrioventricular block)又称
为完全性房室传导阻滞,主要是指房室交界区以上的激动一个
也不能通过房室结下传至心室。心房、心室分别由各自的一个
起搏点控制,两者之间毫无关系,形成了完全性的房室分离。在
三度房室传导阻滞的情况下,没有心室夺获,心室的激动则完全
由心室肌起源的较慢的"逸搏机制"控制(详见第二章第三节中
的"房性逸搏")。

1. 心电图表现

(1)PP 间期及 RR 间期都各自维持自身固有的规律。

(2)P 波与 QRS 波群之间无固定关系。

(3)P 波的频率较 QRS 波群频率快,原因在于 P 波的频率
来源于窦房结(60~100 次 /min),而 QRS 波群频率来自交界性
(40~60 次 /min)或室性逸搏心律(20~40 次 /min)。

2. 心电图图解示意　见图 3-5。

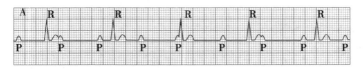

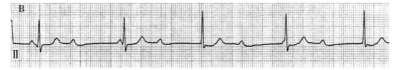

图 3-5　三度房室传导阻滞
A. 模式心电图；B. 真实心电图。

完全性房室传导阻滞可提示：①心肌梗死（通常为急性）；②慢性疾病（希氏束周围组织纤维化）；③双束支传导阻滞等。

二、PR 间期缩短（预激综合征）

正常情况下，房室结 - 希浦系统是房室之间电激动唯一的传导通道。如果 PR 间期非常短，则除极从十分靠近房室结的部位开始，或从心房和心室之间存在的异常快速传导的房室旁路开始。

预激综合征患者房室间除了有正常的房室传导系统外，还存在"异常附加"的房室传导束（又称为旁道或旁路），来自心房的激动可以通过正路或旁路两条途径下传心室。

由于旁路独特的电生理特性，经旁路下传的激动可以较早到达心室，使部分心室肌或全部心室肌提前除极，由此形成的特征性心电图改变称为"心室预激"。此外，由于旁路的存在为激动在房室之间折返创造了条件，因此容易形成房室折返性心动过速（atrioventricular reentrant tachycardia）（详见第二章第五节）。

临床上，将心电图呈心室预激表现，并伴有阵发性室上性心动过速发作的情况，称为预激综合征（preexcitation syndrome）。

常见的预激综合征包括:典型预激综合征(typical preexcitation syndrome)和短 PR 间期综合征(short PR interval syndrome)。

（一）典型预激综合征（Wolff-Parkinson-White syndrome）

典型预激综合征又称为 Kent 束综合征,1930 年由 Wolff、Parkinson 及 White 首先报道,因此又称为 W-P-W 综合征。

典型预激综合征的特点是在房室环处存在特有的房室旁路或房室传导束(Kent 束)。典型的房室旁路大多具有心房到心室的前向传导和心室到心房的逆向传导功能,而部分房室旁路只表现出逆向传导功能,称为隐匿性旁路(详见第二章第五节)。

由于房室旁路在进入心室的过程中分成许多分支,这种分支可能使通过房室旁路前传的心房激动波的波阵面和大面积的心室肌细胞之间出现电阻抗的不匹配,从而不能使足量心室肌细胞兴奋而达到阈值,因而不能引起心室的激动,由此产生一个预激波。

1. 心电图表现

(1) PR 间期 <0.12s。

(2) QRS 波群时间 ≥ 0.12s。

(3) QRS 波群的起始部分模糊、粗钝,称预激波(又称为 delta 波)。

(4) PJ 间期正常。

(5) 继发性 ST-T 改变。

(6) 部分患者伴有阵发性室上性心动过速反复发作。

小贴士

　　PJ 间期:指 P 波开始到 J 点结束,代表心房开始除极到心室除极结束所需的时间,包括 PR 间期和 QRS 波群时间(图 3-6)。

2. 心电图图解示意　见图 3-6。

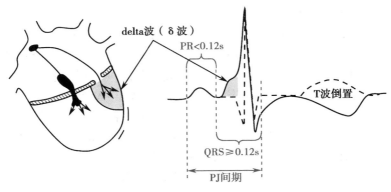

图 3-6 典型预激综合征

W-P-W 综合征可以粗略地被分为 A、B 两型。

（1）A 型预激综合征

1）A 型预激综合征提示房室旁路位于左侧,连接左房和左室。

2）预激波在 V_1~V_6 导联均为正向,QRS 波群以 R 波为主（图 3-7）。

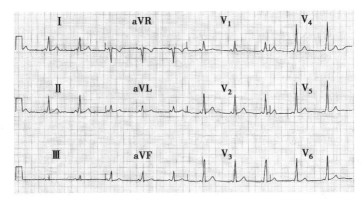

图 3-7 A 型预激综合征

（2）B 型预激综合征

1）B 型预激综合征代表了房室旁路位于右侧,连接右房和右室。

2）预激波在 V_1~V_3 导联中为负向或正向,QRS 波群以 S 波为主;V_4~V_6 导联预激波和 QRS 波均为正向（图 3-8）。

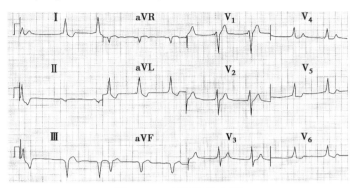

图 3-8　B 型预激综合征

（二）短 PR 间期综合征(Lown-Ganong-Levine syndrome)

短 PR 间期综合征最早由 Lown、Ganong 和 Levine 三位学者在 1952 年报道,因此又称为 L-G-L 综合征。

其产生的原因主要是房室结内存在异常通道或 James 纤维。

由于其异常附加通道是连接心房到希氏束,平时心电图仅表现为 PR 间期缩短 <0.12s,而 QRS 波群正常（图 3-9）。临床上也可表现为阵发性心动过速反复发生。

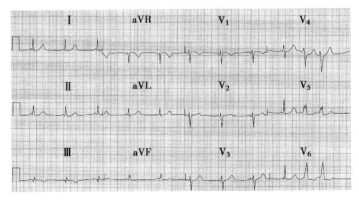

图 3-9　L-G-L 综合征心电图

1. 心电图表现

(1) PR 间期 <0.12s。

(2) QRS 波群时间、形态正常，无 delta 波。

(3) 部分患者伴有心动过速反复发作。

2. 心电图图解示意 见图 3-10。

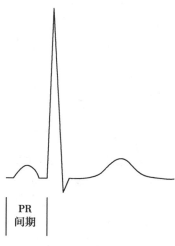

图 3-10 短 PR 间期综合征

简而言之，PR 间期缩短（<120ms），QRS 波增宽并伴有预激波的提示 Wolff-Parkinson-White（W-P-W）综合征。短 PR 间期、QRS 波正常提示 Lown-Ganong-Levine（L-G-L）综合征。

第三节 PR 间期相关的
心电图图例及解答

例 3-1 节律（整齐 不整齐） 频率（ 次 /min）

分析 P 波（窦性 非窦性 无 P 波）

分析 PR 间期（时间延长：是否存在变化规律 下传比例 房室关系）

（时间缩短：QRS 波群形态时间是否正常 有无 delta 波）

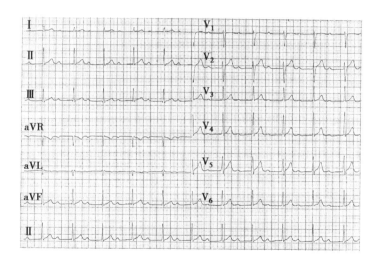

例 3-2 节律（整齐 不整齐） 频率（ 次 /min）

分析 P 波（窦性 非窦性 无 P 波）

分析 PR 间期（时间延长：是否存在变化规律 下传比例 房室关系）

（时间缩短：QRS 波群形态时间是否正常 有无 delta 波）

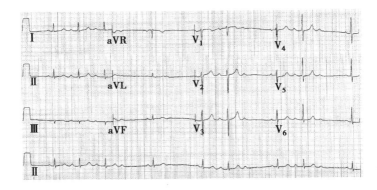

例 3-3 节律（整齐 不整齐） 频率（ 次 /min）

分析 P 波（窦性 非窦性 无 P 波）

分析 PR 间期（时间延长：是否存在变化规律 下传比例 房室关系）

（时间缩短：QRS 波群形态时间是否正常 有无 delta 波）

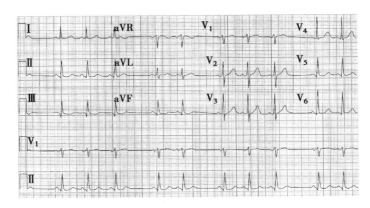

例 3-4　节律(整齐　不整齐)　频率(　　次 /min)

分析 P 波(窦性　非窦性　无 P 波)

分析 PR 间期(时间延长:是否存在变化规律　下传比例　房室关系)

(时间缩短:QRS 波群形态时间是否正常　有无 delta 波)

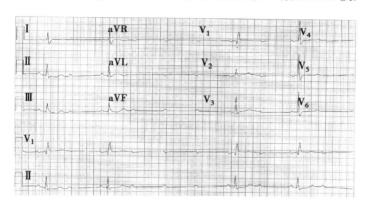

例 3-5　节律(整齐　不整齐)　频率(　　次 /min)

分析 P 波(窦性　非窦性　无 P 波)

分析 PR 间期(时间延长:是否存在变化规律　下传比例　房室关系)

(时间缩短:QRS 波群形态时间是否正常　有无 delta 波)

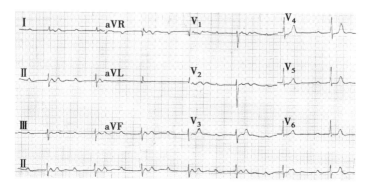

例 3-6　节律(整齐　不整齐)　频率(　次 /min)

分析 P 波(窦性　非窦性　无 P 波)

分析 PR 间期(时间延长:是否存在变化规律　下传比例　房室关系)

(时间缩短:QRS 波群形态时间是否正常　有无 delta 波)

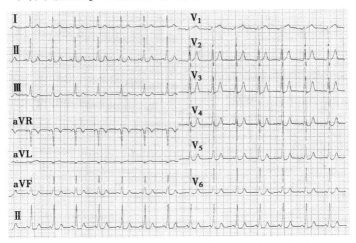

例 3-7　节律(整齐　不整齐)　频率(　次 /min)

分析 P 波(窦性　非窦性　无 P 波)

分析 PR 间期(时间延长:是否存在变化规律　下传比例　房室关系)

(时间缩短:QRS 波群形态时间是否正常　有无 delta 波)

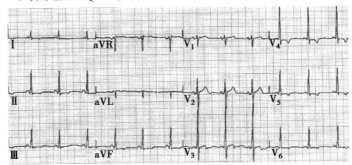

例 3-8　节律（整齐　不整齐）　频率（　　次 /min）

分析 P 波（窦性　非窦性　无 P 波）

分析 PR 间期（时间延长：是否存在变化规律　下传比例　房室关系）

（时间缩短：QRS 波群形态时间是否正常　有无 delta 波）

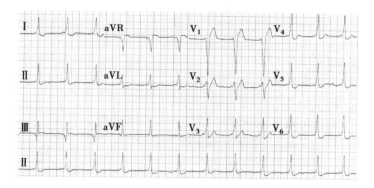

例 3-9　节律（整齐　不整齐）　频率（　　次 /min）

分析 P 波（窦性　非窦性　无 P 波）

分析 PR 间期（时间延长：是否存在变化规律　下传比例　房室关系）

（时间缩短：QRS 波群形态时间是否正常　有无 delta 波）

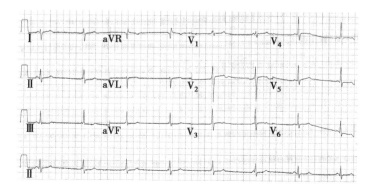

解　答:

例 3-1
节律:整齐　频率:60~100 次 /min
P 波:窦性 P 波
PR 间期:时间延长大于 210ms
诊断:窦性心律,一度房室传导阻滞

例 3-2
节律:不整齐　频率:60~100 次 /min
P 波:窦性 P 波
PR 间期:PR 间期逐渐延长,直至一次 P 波脱漏
诊断:窦性心律,二度Ⅰ型房室传导阻滞

例 3-3
节律:不整齐　频率:60~100 次 /min
P 波:窦性 P 波
PR 间期:PR 间期相等,突然出现一次 P 波脱漏
诊断:窦性心律,二度Ⅱ型房室传导阻滞

例 3-4
节律:不整齐　频率:60~100 次 /min
P 波:窦性 P 波
PR 间期:P 波常常脱漏,偶尔可以下传,具体而言,P 波有节律性
　　(PP 间期固定),R 波无节律性(RR 间期不固定),3∶1 下传。
诊断:窦性心律,高度房室传导阻滞

例 3-5
节律:整齐　频率:<60 次 /min
P 波:窦性 P 波
PR 间期:P 波与 QRS 波无关,呈现完全分离的状态,即"房跳房,

室跳室,互不相干"

诊断:三度房室传导阻滞,交界性逸搏心律

例 3-6

节律:整齐 频率:60~100 次 /min

P 波:窦性 P 波

PR 间期:PR 间期明显缩短,QRS 波群起始部有 delta 波

诊断:窦性心律,W-P-W 综合征

例 3-7

节律:整齐 频率:60~100 次 /min

P 波:窦性 P 波

PR 间期:PR 间期明显缩短,QRS 波群起始部没有 delta 波

诊断:窦性心律,L-G-L 综合征

例 3-8

节律:整齐 频率:60~100 次 /min

P 波:窦性 P 波

PR 间期:PR 间期明显缩短,QRS 波群起始部有 delta 波

诊断:窦性心律,W-P-W 综合征

例 3-9

节律:不整齐 频率:小于 60 次 /min

P 波:窦性 P 波

PR 间期:P 波与 QRS 波无关,呈现完全分离的状态,即"房跳房,室跳室,互不相干"

诊断:三度房室传导阻滞,交界性逸搏心律

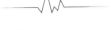

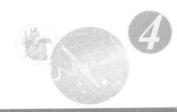

第四章

分析 QRS 波群

第一节　正常 QRS 波群

一、正常 QRS 波群心电图特点

QRS 波群是一组波幅较大的波群,代表左、右心室除极产生的电位变化情况。

正常 QRS 波群的形态特点,可从横坐标和纵坐标两个维度去理解。

横坐标即为心室肌除极所需的时间,正常时限小于 120ms。需要注意,QRS 波代表整个心室除极的过程,而非心室收缩过程(QT 间期代表心室收缩过程)。

纵坐标可简单归纳为主波方向向上还是向下,以及 Q(q)波的有无。

1. I、II、V_4~V_6 导联主波向上,aVR、V_1 导联主波向下。

2. V_1 至 V_6 导联,R 波逐渐变大,S 波逐渐变小,R/S 比值由小变大。

3. V_1、V_2 导联不应有 Q(q)波(可呈 QS),aVR、aVL、III 导联可有 Q 波或 q 波,I、II、aVF、V_4~V_6 导联不应有 Q 波(可有

q 波)。

正常 QRS 波群电压特点如下。

1. 至少一个肢体导联 QRS 波群电压和(绝对值相加) ≥ 0.5mV。

2. 至少一个胸导联 QRS 波群电压和 ≥ 0.8mV。

3. $R_{v_5}<2.5mV$，$R_{aVL}<1.2mV$，$R_{aVF}<2.0mV$，$R_I<1.5mV$，$R_{v_5}+S_{v_1}<3.5\sim4.0mV$。

4. $R_{v_1}<1.0mV$，$R_{v_1}+S_{v_5}<1.2mV$，$R_{aVR}<0.5mV$。

以上内容如果你觉得枯燥、记不住,没有关系,接着往下看,你会发现,原来 QRS 波形的特点是不用死记的,画画图就可以了。

二、QRS 波群向量环

在心室除极的同一瞬间,由于参加除极的心肌细胞可位于心脏的不同部位,产生的心电向量的方向各不一致,其相互影响的结果是:方向相同的,向量增强;方向相反的,向量减弱;方向呈夹角的,其平行四边形的对角线,即是两者的综合向量或称为平均向量(图 4-1A)。那么,这一瞬间所有的心电向量相互作用,其总的结果即是这一瞬间的瞬间综合向量。

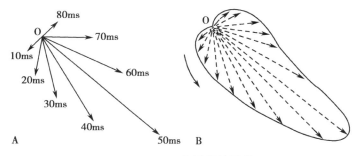

图 4-1 QRS 向量环的形成

A. 将心室除极九等分,每隔 10ms 心室除极产生的瞬间综合向量的方向及大小;B. 将心室除极产生的各瞬间综合向量尖端依次连接起来所形成的 QRS 向量环。

在心室除极的不同瞬间,由于参加除极的心肌细胞的部位和数量在不断改变,因而心室除极的不同瞬间所产生的各个瞬间综合向量的大小和方向也随之改变。把心室除极每一瞬间的综合向量的尖端依次连接起来,或把它们的变化轨迹记录出来,则是一条连续的曲线(图 4-1B),一个占有三维空间的心电向量环(即 QRS 空间向量环)。

三、正常 QRS 波群形成图解

将 QRS 向量环投射在我们之前学习过的额面六轴系统里面,就可以轻易地得出肢体导联的 QRS 波形(图 4-2~ 图 4-5)。由此可见,Ⅰ、Ⅱ 导联主波向上,aVR 导联主波向下。

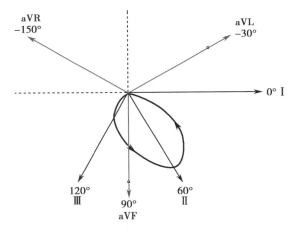

图 4-2 QRS 向量环在额面六轴系统中的投影

1. Ⅰ导联 QRS 波群形成图解　见图 4-3。

2. aVF 导联 QRS 波群形成图解　见图 4-4。

3. Ⅲ导联 QRS 波群形成图解　见图 4-5。

由此可见 Ⅰ、Ⅱ、aVF 导联不应有 Q 波(可有 q 波),而Ⅲ导联可有 Q 波或 q 波。

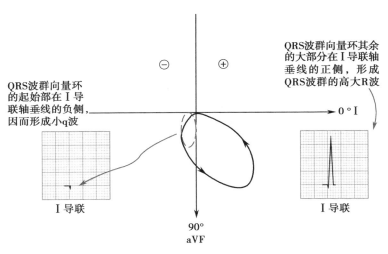

图 4-3　Ⅰ 导联 QRS 波群形成示意图

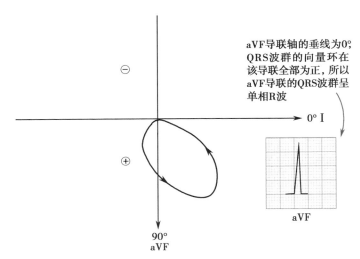

图 4-4　aVF 导联 QRS 波群形成示意图

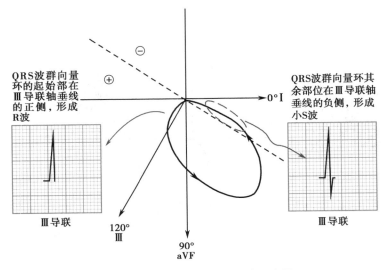

图 4-5 Ⅲ导联 QRS 波群形成示意图

与肢体导联的 QRS 波形成的原理类似,将 QRS 向量环上的每一个点分别向六个胸导联的导联轴依次垂直投影,就可以得到六个胸导联的 QRS 波形(图 4-6)。具体的,胸前导联 QRS 波的形态由以下两点决定。

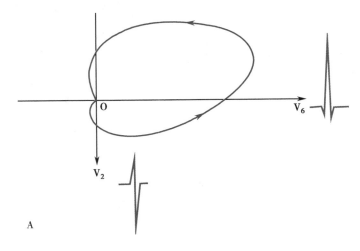

A

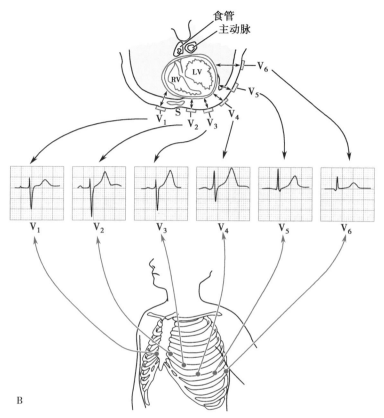

图 4-6 QRS 向量环在水平面电轴系统中的投影（A）及
胸导联 QRS 波群形成（B）。

1. 室间隔心肌早于心室游离壁除极，且除极波从左向右跨间隔传导。

2. 正常心脏的左心室壁比右心室壁厚，所以左室对 ECG 的影响更加显著。

可以看出，V_1 和 V_2 导联反映右心室；V_3 和 V_4 导联反映室间隔；V_5 和 V_6 导联反映左心室。

由此可见 V_4~V_6 导联主波向上，V_1 导联主波向下。同时，

V_1 至 V_6 导联, R 波逐渐变大, S 波逐渐变小, R/S 比值由小变大。另外, V_1、V_2 导联不应有 Q(q) 波 (可呈 QS), $V_4 \sim V_6$ 导联不应有 Q 波 (可有 q 波)。

第二节　异常 QRS 波群分析

初学者先可从以下 4 个方面简单理解正常 QRS 波群形态。

1. 宽度　QRS 波的时限 ≤ 120ms (即走纸速度 25mm/s 时 <3 小格)。

2. 高度　右胸 V_1 导联 S 波 >R 波; 左胸 V_5 或 V_6 导联 R 波振幅 <2.5mV。

3. Q 波　左胸导联可出现 q 波, 但 q 波宽度 ≤ 0.04s, 深度 ≤ 0.2mV。

4. 波群向量　正常 QRS 波群电轴从 11 点钟方向指向 5 点钟方向。

一、QRS 波群电轴的异常

心电轴通常指的是平均 QRS 心电轴 (mean QRS axis), 它是心室除极过程中全部瞬间向量的综合 (平均 QRS 向量), 借以说明心室在除极过程这一总时间的平均电势方向和强度。它是空间性的。

但心电图学中, 从额面导联记录的心室除极波的平均方向称为心电轴, 用来确定心脏的电轴方向正常与否。

心电轴的方位通常是以心电轴与 I 导联的导联轴正极一侧所成的角度来表示。

世界卫生组织推荐的电轴诊断标准如下 (图 4-7A)。

电轴偏转的判断方法: 主要观察 I 导联及 aVF 导联。

另外, 当某导联的 QRS 波的 R 波振幅和 S 波振幅相等时, 说明心电轴与该导联轴的方向垂直 (图 4-7B)。

电轴偏转图解示意见图 4-7。

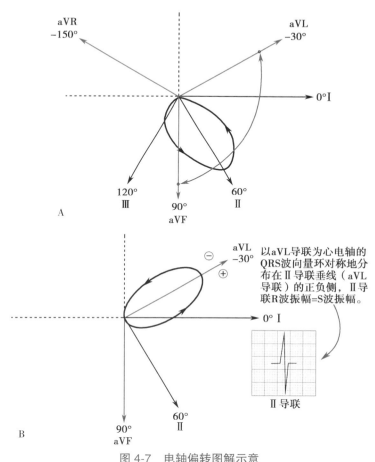

图 4-7 电轴偏转图解示意

A. 电轴示意图;B. 电轴偏转与导联轴的关系。

A.-30°~+90° 电轴不偏;-30°~-90° 电轴左偏;+90°~+180° 电轴右偏;-90°~-180° 电轴不确定("无人区"电轴)。B. ①一般情况下,QRS 波向量环可大致认为一个以心电轴为长轴左右对称的椭圆。②假设 aVL 导联为心电轴方向,则 QRS 波向量环对称地分布在 aVL 两侧。③Ⅱ导联轴垂线恰好与 aVL 导联重合,也就是 QRS 波向量环对称地分布在 Ⅱ 导联轴垂线的两侧。④因此 Ⅱ 导联的 R 波振幅与 S 波振幅相等。⑤当 Ⅱ 导联的 S 波振幅大于 R 波振幅,则心电轴与 Ⅱ 导联的夹角一定 >90°,且往 Ⅱ 导联轴垂线的负侧偏移,即出现心电轴左偏。

（一）电轴不偏

1. 心电图表现

（1）心电轴角度位于 –30°~+90°。

（2）主要有两种情况

1) Ⅰ导联的主波方向向上, aVF 导联的主波方向也向上（图 4-8A）。

A. Ⅰ导联主波向上, 则电轴方向位于Ⅰ导联的正向, 即第一和第四象限。

B. aVF 导联主波向上, 则电轴方向位于 aVF 导联的正向, 即第三和第四象限。

C. 两者相互重叠于第四象限（0°~+90°）, 电轴不偏。

2) Ⅰ导联的主波方向向上, aVF 导联的主波方向向下, 但Ⅱ导联的主波方向向上（图 4-8B）。

A. Ⅰ导联主波向上, 则电轴方向位于Ⅰ导联的正向, 即第一和第四象限。

B. aVF 导联主波向下, 则电轴方向位于 aVF 导联的负向, 即第一和第二象限。

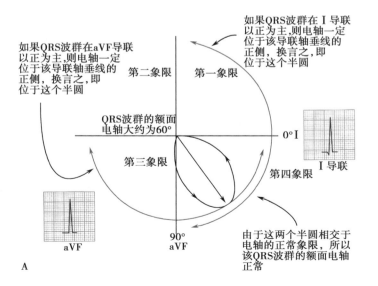

A

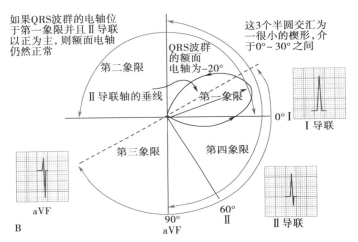

图 4-8　电轴不偏判断方法示意图

A. aVF 导联的主波方向向上；

B. aVF 导联的主波方向向下。

C. 两者相互重叠于第一象限（0°～–90°）。

D. 但因为 II 导联的主波方向向上，电轴方向投射于 0°～–30° 范围，电轴不偏。

2. 心电图图解示意　见图 4-8。

（二）电轴左偏

1. 心电图表现

（1）心电轴角度位于 –30°～–90°。

（2）I 导联的主波方向向上，aVF 导联的主波方向向下，但 II 导联的主波方向向下（图 4-9）。

1）I 导联主波向上，则电轴方向位于 I 导联的正向，即第一和第四象限。

2）aVF 导联主波向下，则电轴方向位于 aVF 导联的负向，即第一和第二象限。

3）两者相互重叠于第一象限（0°～–90°）。

4）但因为Ⅱ导联的主波方向向下,电轴方向投射于 –30°~ –90° 范围,电轴左偏。

　　2. 心电图图解示意　见图 4-9。

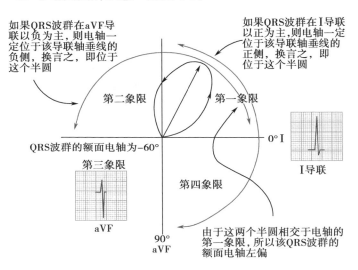

图 4-9　电轴左偏判断方法示意图

(三) 电轴右偏

　　1. 心电图表现

　　(1)心电轴角度位于 +90°~+180°。

　　(2)Ⅰ导联的主波方向向下,aVF 导联的主波方向向上 (图 4-10)。

　　1)Ⅰ导联主波向下,则电轴方向位于Ⅰ导联的负向,即第二和第三象限。

　　2)aVF 导联主波向上,则电轴方向位于 aVF 导联的正向,即第三和第四象限。

　　3)两者相互重叠于第三象限(+90°~+180°),电轴右偏。

　　2. 心电图图解示意　见图 4-10。

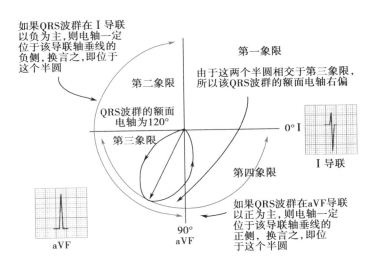

图 4-10　电轴右偏判断方法示意图

（四）电轴方向不确定（"无人区"电轴）

1. 心电图表现

（1）心电轴角度位于 –90°~–180°。

（2）Ⅰ导联的主波方向向下，aVF 导联的主波方向向下。

1）Ⅰ导联主波向下，则电轴方向位于Ⅰ导联的负向，即第二和第三象限。

2）aVF 导联主波向下，则电轴方向位于 aVF 导联的负向，即第一和第二象限。

3）两者相互重叠于第二象限（–90°~–180°），电轴方向不确定。

2. 心电图图解示意　见图 4-11。

（五）电轴偏转判断方法总结示意

见图 4-12。

临床上，心电轴偏移可提示心室肥大。特别的，心电轴右偏主要与肺部疾病相关（如肺栓塞等），也可能与先天性心脏病有关；心电轴左偏也提示室内传导障碍可能。

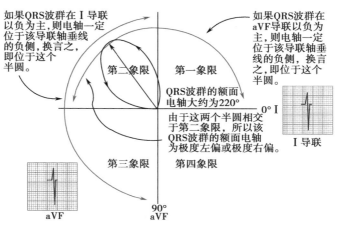

图 4-11　电轴方向不确定判断方法示意图

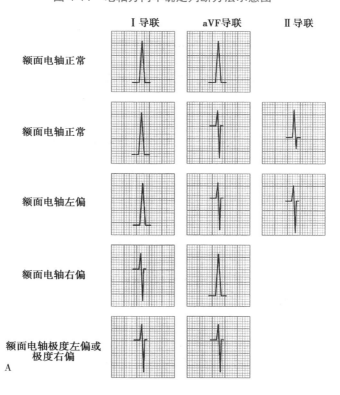

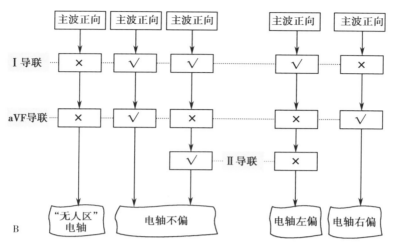

图 4-12　电轴偏转判断方法
A. 总结示意图；B. 总结流程图。

二、QRS 波群电压的异常

（一）QRS 波群电压增高（QRS 波群高电压）

1. 左心室肥厚（left ventricular hypertrophy，LVH）

（1）心电图表现

1）QRS 电压改变（图 4-13）：R_{V_5} 或 R_{V_6} 电压超过 2.5mV，$R_{V_5}+S_{V_1}$ 综合电压超过 4.0mV（女性超过 3.5mV），R_I 电压超过 1.5mV，R_I+S_{III} 综合电压超过 2.5mV，R_{aVL} 电压超过 1.2mV 或 R_{aVF} 电压超过 2.0mV。

2）QRS 波群时间延长：QRS 波群时间延长至 0.10~0.11s，但仍然小于 0.12s。

3）QRS 电轴左偏：多数左心室肥厚患者，QRS 电轴出现轻至中度左偏。

4）继发性 ST-T 改变：以 R 波为主的导联（如左胸导联），ST 段下移 >0.05mV，T 波低平、双向或倒置；而以 S 波为主的导联（如右胸导联）可出现对应性的 ST 段抬高，T 波直立高耸。当 QRS 波群电压增高同时伴有 ST-T 改变时,称为左心室肥厚伴劳损。

（2）心电图图解示意（图 4-13）

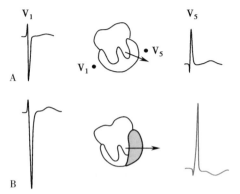

图 4-13 左心室肥厚示意图

A. 正常;B. 左心室肥厚(箭头分别示正常、
左心室肥厚时的心室除极综合向量)。

简单来说,V_5、V_6 导联出现高大的 R 波（>2.5mV）,或 V_1 有深 S 波,或同时相应导联有继发性 ST-T 改变,我们就应该想到有左心室肥厚的可能。但临床上,心电图往往会给出"左心室高电压"的结论,对于诊断左心室肥厚,仍需结合病史、查体和辅助检查等实际情况,切不可一概而论。

我们尤其应该注意,心电图变化的严重程度并不能可靠反映潜在心脏疾病的严重程度。特别的,当心电图表现为左心室肥厚,而患者主诉胸痛时,需考虑主动脉夹层可能。

2. 右心室肥厚（right ventricular hypertrophy,RVH）

（1）心电图表现

1）QRS 波群形态的改变:V_1 呈 qR 波形,V_1 导联 R/S 大于 1,aVR 导联 R/S 大于 1;V_5 导联 R/S 小于 1;显著顺钟向转位,V_1 至 V_4 甚至 V_6 均呈 rS 波形。

2）QRS 电压改变（图 4-14）:QRS 波群电压增高:R_{V_1} 电压超过 1.0mV,$R_{V_1}+S_{V_5}$ 综合电压超过 1.2mV,R_{aVR} 电压超过 0.5mV。

3）QRS 电轴右偏。

　　4）ST-T 改变：V₁ 导联 ST 段下移，T 波双向或倒置。在 V₁ 导联 R 波增高的同时伴有 ST-T 改变称为右心室肥厚伴劳损。

　　（2）心电图图解示意：见图 4-14。

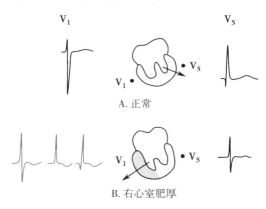

A. 正常

B. 右心室肥厚

图 4-14　右心室肥厚示意图

　　简单来说，V₁ 导联主波向上（即 R 波高度超过 S 波深度），或在 V₆ 导联查见深 S 波时，我们应该想到右心室肥厚的可能，但同时也应注意心电轴右偏或 V₁~V₃ 导联 T 波倒置的情况。临床上，心电图往往会给出"右心室高电压"的结论，对于诊断右心室肥厚，仍需结合病史、查体和辅助检查等实际情况，切不可一概而论。

　　此外，V₁ 导联显著的 R 波也可能是后壁心肌梗死所致。（详细见第五章第二节）

（二）QRS 波群电压降低（QRS 波群低电压）

　　常见导致 QRS 波群低电压的原因：①心肌自身的原因导致低电压：限制型心肌病（淀粉样变性、肉瘤等）；②形成电压的组织（心肌）和心电图导联之间的阻抗增加：脂肪（肥胖），空气（慢性阻塞性肺疾病、气胸），水（心包腔或胸腔积液、腹水）；③甲状腺功能减退。

1. 心电图表现

（1）没有一个胸导联的 QRS 波群电压的绝对值 ≥ 0.8mV（8mm）。

（2）没有一个肢体导联的 QRS 波群电压的绝对值 ≥ 0.5mV（称为"肢体导联低电压"）。

2. 心电图图解示意　见图 4-15。

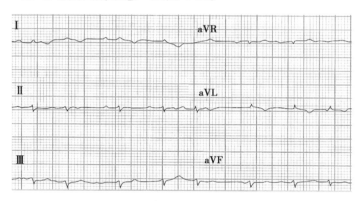

图 4-15　肢体导联低电压示意图

三、QRS 波群增宽

QRS 波群增宽是指 QRS 波群的时间超过 0.12s，常见的原因包括：室性期前收缩、逸搏；安置人工心脏起搏器；预激综合征；束支及分支传导阻滞；其他（主要是电解质及酸碱平衡紊乱）。

窦性心律，房性心律和交界性心律统称为"室上性"心律。室上性心律时，不论电活动的冲动从何处发放，始终经希氏束及束支和分支的正常路径下传激动心室。因此其 QRS 波一般不增宽。

而在室性心律时，电活动将经异常且传导速度较慢的心室肌路径及浦肯野纤维下传激动心室肌。因此 QRS 波增宽，同时复极异常，T 波形态也异常。

（一）室性期前收缩（ventricular premature beat，VPB）

1. 心电图表现

（1）提早出现的 QRS 波群呈宽大畸形，成人 >0.12s，小儿 >0.10s，T 波与 QRS 波群的方向相反。

（2）期前收缩之前无与其相关的 P 波。

（3）逆行性 P′ 波可能位于 QRS 波群之后，RP′>0.20s。

（4）代偿间歇多数呈完全性，少数也可不完全。

2. 心电图图解示意　见图 4-16。

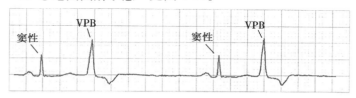

图 4-16　室性期前收缩二联律示意图
VPB，室性期前收缩。

简单而言，室性期前收缩时伴有宽大畸形的 QRS 波。临床上室性期前收缩常见，多无临床意义，但当 QRS 波提前发生在前一个心动周期的 T 波波峰上，可引起心室颤动（详见本章第三节"心室颤动"），危及生命。

（二）室性逸搏（ventricular escape beat）

1. 心电图表现

（1）在心动过缓的情况下，延迟出现的 QRS 波群呈宽大畸形，成人 >0.12s，小儿 >0.10s，T 波与 QRS 波群的方向相反。

（2）期前收缩之前无与其相关的 P 波。

2. 心电图图解示意　见图 4-17。

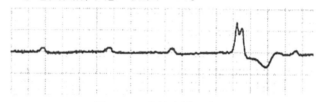

图 4-17　室性逸搏示意图

四、人工心脏起搏器心电图

人工起搏器发放一次微小的脉冲电流代替窦房结或受阻滞的希氏束功能,起搏器复杂的设计使其能够模拟正常心脏传导功能。

人工心脏起搏器由脉冲发生器(脉冲电流刺激心脏,起搏时电流由负极流向正极,心电图记录的脉冲信号为"钉样标记")及电极导线(可分为单极及双极导线:单极,刺激信号大;双极,刺激信号小)组成(图 4-18)。

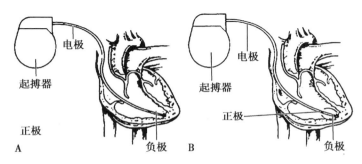

图 4-18　单极导线起搏器及双极导线起搏器
A.起搏器正极,导线负极;B.导线分为正极和负极。

根据起搏器电极导线植入的部位以及不同的工作原理,可将起搏器简单地区分为:①单腔起搏器:起搏器电极置于右心房或右心室;②双腔起搏器:起搏器电极分别置于右心房及右心室;③三腔起搏器:起搏器电极分别置于右心房、右心室及冠状静脉窦(左心室电极)(图 4-19)。

大多数起搏器系统的起搏模式可以用 NBG 起搏器代码来描述(A:右心房;V:右心室;D:双腔;O:无;I:抑制;R:触发):①首字母描述起搏心腔(A、V、D);②第二个字母描述感知心腔(A、V、D 或 O);③第三个字母描述对感知事件的反应(I、R、D 或 O);④第四个字母用于程序编码功能。

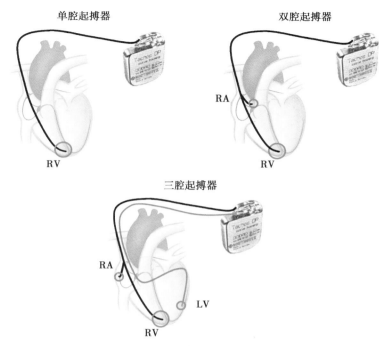

图 4-19 不同类型起搏器示意图

（一）右心室起搏

右心室起搏又称心室抑制型起搏（ventricular inhibited pacing, VVI），是最常用的起搏类型之一，通常将起搏器电极置入右心室心尖部（图 4-20、图 4-21）。此电极可感知右心室的电活动，如果能够感知自身的电活动，则起搏器冲动被抑制；如果没有感知到自身的电活动，其就会在预定的间期后起搏心室。

右心室起搏的适应证：①心室率缓慢或者引起心脏停搏的心房颤动；②窦房结疾病；③房室传导阻滞。

缺点：人为造成房室收缩不同步。

1. 心电图表现

（1）在起搏器脉冲峰信号后跟随一个左束支传导阻滞形态的宽 QRS 波群（左束支传导阻滞形态是由于 VVI 患者心脏除

极从右心室开始)。

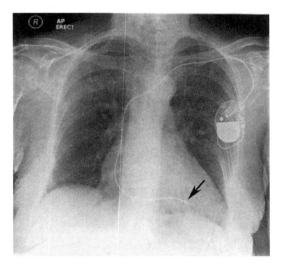

图 4-20 显示右心室起搏器的 X 线片

起搏器位于左肩下方的皮下囊袋内,起搏器导线通过
锁骨下静脉,其电极头端位于右心室心尖部。

(2)单极起搏时,起搏脉冲峰信号较大;而双极起搏时,起搏
脉冲峰信号较小。

(3)如果起搏器能够感知自身的电活动,则在预定的起搏间
期内起搏器冲动被抑制,由此心电图会显示间歇性起搏,表现为
数量不等的心室起搏节律和自身心室节律。

2. 心电图图解示意 见图 4-21。

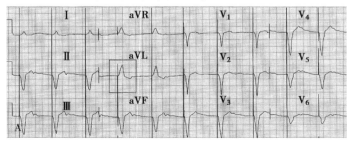

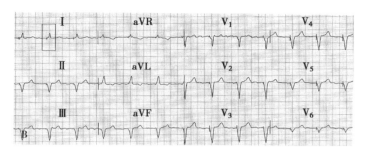

图 4-21　右心室起搏示意图

A. 单极起搏：起搏器脉冲峰信号较大；B. 双极起搏：起搏器脉冲峰信号较小。同时，仔细比较 A、B 两图，A 患者 P 波明显，而 B 患者有房颤。

（二）右心房起搏

右心房起搏又称心房抑制型起搏（atrial inhibited pacing，AAI），是一种较为少见的起搏模式，起搏器电极导线被置入右心房中，通常放置在右心耳中（图 4-22、图 4-23）。该电极可以感知右心房内的自发电活动，如果窦性频率高于设定的频率水平，起搏器脉冲信号被抑制；如果窦性频率低于设定的频率水平，起搏器发放冲动。

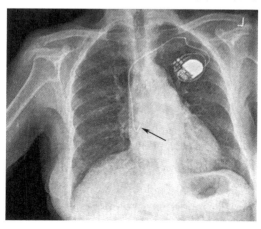

图 4-22　显示右心房起搏器的 X 线片

起搏器位于左肩下方的皮下囊袋内，起搏器导线通过锁骨下静脉，其电极头端位于右心房心耳部。

右心房起搏的适应证:①无房室结疾病的窦房结功能障碍;②颈动脉窦晕厥的年轻人。

缺点:不适合存在严重房室传导阻滞的患者。

1. 心电图表现

(1)在起搏器脉冲峰信号后跟随一个起搏的 P 波。

(2)PR 间期和 QRS 波群通常是正常的,说明房室结功能正常。

(3)如果起搏器能够感知自身的电活动,则在预定的起搏间期内起搏器冲动被抑制,由此心电图会显示间歇性起搏。

2. 心电图图解示意　　见图 4-23。

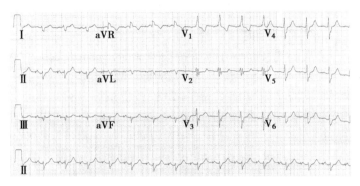

图 4-23　右心房起搏示意图

AAI 模式,双极导线。

(三)双腔起搏器

双腔起搏器(dual chamber pacemaker)又称 DDD 起搏器,是最常用的起搏器类型,它有两根电极导线,一根置入到右心房,另一根置入到右心室(图 4-24、图 4-25)。右心房及右心室电极都具有感知功能,如果没有检测到心房自身活动,心房起搏电极就会在预定的时间间期内起搏;最大的 PR 间期也是预先设定的,如果超过这个设定值,起搏器没有感受到心室激动,则触发心室起搏。

双腔起搏器的适应证:①窦房结功能障碍;②房室传导阻滞;③慢性双分支阻滞伴交替性束支传导阻滞;④颈动脉窦过敏

或神经介导的晕厥。

优点:可保证房室顺序收缩。

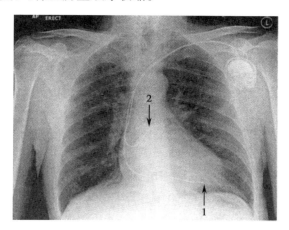

图 4-24　显示双腔起搏器的 X 线片
起搏器位于左肩下方的皮下囊袋内,两根起搏器导
线通过锁骨下静脉,右心室电极置于右心室心尖部
(箭头 1 所示),右心房电极置入右心耳(箭头 2 所示)。

1. 心电图表现

(1)当心房和心室均被起搏的时候,心房起搏信号后跟随一个起搏的 P 波,心室起搏信号后跟随一个心室激动波。

(2)当自身固有心房起搏信号超过心房起搏频率阈值时,起搏器冲动被抑制,但自身的 PR 间期超过设定的 AV 延迟(房室传导间期)时,触发心室起搏。

(3)如果起搏器能够感知自身的电活动,则在预定的起搏间期内起搏器冲动被抑制,由此心电图会显示间歇性起搏。

2. 心电图图解示意　见图 4-25。

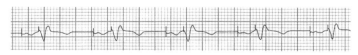

图 4-25　双腔起搏示意图(DDD 模式,双极导线)

99

（四）三腔起搏器

三腔起搏器又称心脏再同步疗法（cardiac resynchronization therapy，CRT），也被称为双心室起搏（图 4-26、图 4-27）。严重的心力衰竭患者，特别是心电图上显示为左束支传导阻滞，QRS 波群显著增宽的时候，可能存在心脏同步收缩的失调，这样会减少每搏输出量并加重心力衰竭。通过同步收缩左、右心室，可以改善心力衰竭时的收缩不同步状态，纠正心衰症状。

这种功效可以通过两根起搏电极实现（图 4-26）：一根电极放置于冠状静脉窦的分支（冠脉循环的静脉系统，流入右心房）起搏左心室，一根电极置于右心室。此外，除了右心室和冠状窦电极外，通常还有一根右心房电极，因为心房的收缩对于心输出量的增加也可能有重要的贡献。

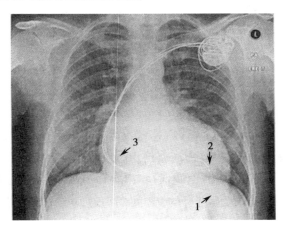

图 4-26　显示三腔起搏器的 X 线片

起搏器位于左肩下方的皮下囊袋内，三根起搏器导线，右心室电极置于右心室心尖部（箭头 1 所示），左心室电极置于冠状静脉窦（箭头 2 所示），右心房电极置入右心耳（箭头 3 所示）。

三腔起搏器的最佳适应证：①窦性心律；②心室射血分数低于 35%；③左束支传导阻滞伴 QRS 波群时限超过 0.15s；④纽约

心功能分级(NYHA)分为Ⅲ至Ⅳ级,有心力衰竭的症状。

优点:可保证双心室的同步收缩,改善心衰症状,增加每搏输出量。

1.心电图表现

(1)为保证双心室同步,强制进行双心室起搏,心电图上表现为两个心室起搏脉冲峰信号。

(2)起搏后的 QRS 波群可以是窄的左束支传导阻滞图形或右束支传导阻滞图形。

(3)没有安置心房电极导线的患者通常是因为心房颤动或心房扑动。

2.心电图图解示意 见图 4-27。

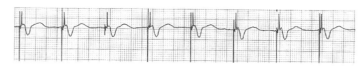

图 4-27 三腔起搏示意图

五、束支及分支传导阻滞

正常心脏中,心脏电活动沿着"窦房结→房室结→希氏束→束支"进行传导。如果从窦房结传至心室肌的过程出现阻滞,PR 间期会出现异常(详见第三章第二节)。若窦性激动正常抵达室间隔,而束支传导出现问题时,则部分心室肌的除极就会延迟,QRS 波增宽,本部分会在这里详细讲述。但同时,我们仍需记住,源于心室肌本身的异位激动也可致使 QRS 波增宽(如室性期前收缩、室性逸搏和室性心动过速)(详见本章第二节、第五节)。

(一)右束支传导阻滞

由于右束支传导阻滞(right bundle branch block,RBBB),导致心脏除极的顺序发生改变:室间隔→左室→右室,QRS 终末部分延长,形态改变,如图 4-28 所示。

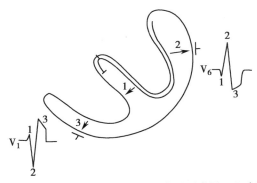

图 4-28　右束支传导阻滞 QRS 波形形成原理示意图

1. **心电图表现**

(1)QRS 波群时限 ≥ 0.12s 称为完全性右束支传导阻滞,QRS 波群时限 <0.12s 称为不完全性右束支传导阻滞。

(2)V_1 或 V_2 导联的 QRS 波群呈 rsR′ 型或 M 型。

(3)Ⅰ、V_5、V_6 导联的 S 波增宽有切迹,时限 ≥ 0.04s。

(4)aVR 呈 QR 型,R 波宽而有切迹。

(5)V_1 导联的 R 峰时间 >0.05s;V_1、V_2 导联的 ST 段轻度压低,T 波倒置;Ⅰ、V_5、V_6 导联的 T 波直立。

2. **心电图图解示意**　见图 4-29。

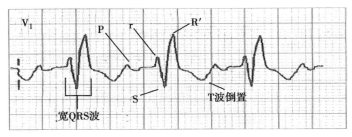

图 4-29　右束支传导阻滞示意图

简单而言,RBBB 在 V_1 导联上易见,可见一 rsR′ 型或 M 型。RBBB 常提示右心存在异常,但伴有正常时限的 RBBB 图形在健康人中也可见到。

（二）左束支传导阻滞

由于左束支传导阻滞（left bundle branch block，LBBB），导致心脏除极的顺序发生改变：室间隔→右室→左室，QRS 终末部分延长，形态改变，如图 4-30 所示。

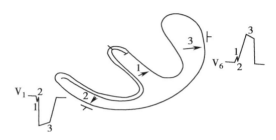

图 4-30　左束支传导阻滞 QRS 波形形成原理示意图

1. 心电图表现

（1）QRS 波群时限 ≥ 0.12s 称为完全性左束支传导阻滞，QRS 波群时限 <0.12s 称为不完全性左束支传导阻滞。

（2）I、aVL、V_5、V_6 导联的 R 波增宽，顶峰粗钝或有切迹。

（3）电轴左偏。

（4）V_1、V_2 导联呈 rS 型或 QS 波；I、V_5、V_6 导联的 q 波消失。

（5）V_5、V_6 导联的 R 峰时间 >0.06s。

（6）ST-T 方向与 QRS 主波方向相反。

2. 心电图图解示意　见图 4-31。

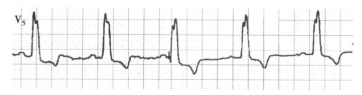

图 4-31　左束支传导阻滞示意图

简单而言，LBBB 在 V_6 导联上易见，可看到顶部有一个顿挫的宽大 QRS 波。LBBB 通常提示器质性心脏病，病变位于左心室。

（三）非特异性室内传导阻滞

1. 心电图表现

（1）QRS 波增宽，时间 ≥ 0.12s。

（2）不具备左束支或者右束支传导阻滞的图形特点。

2. 心电图图解示意 见图 4-32。

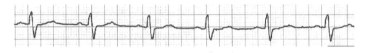

图 4-32 非特异性室内传导阻滞示意图

（四）左前分支传导阻滞（left anterior fascicular block, LAFB）

1. 心电图表现

（1）电轴左偏在 −30°~−90°，以 ≥ −45° 为较肯定。

（2）Ⅱ、Ⅲ、aVF 导联的 QRS 波呈 rS 型，Ⅲ 导联的 S 波 > Ⅱ 导联的 S 波，aVL 呈 qR 型，aVL 导联的 R 波 > Ⅰ 导联的 R 波。

（3）QRS 的时限延长但 <0.12s。

2. 心电图图解示意 见图 4-33。

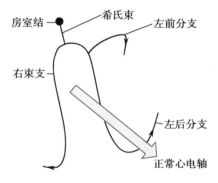

小箭头代表正常心脏除极传导路径
粗箭头代表正常心电轴方向

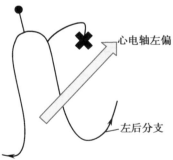

左前分支传导阻滞时，左心室除极需通过左后分支传导，而同时左心室对电轴形成的影响比右心室大，因此电轴向上偏移，导致电轴左偏

A

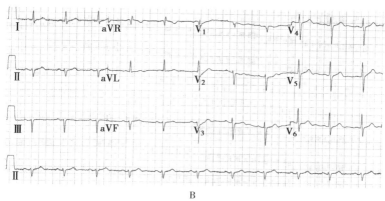

B

图 4-33 左前分支传导阻滞示意图

A. 左前分支传导阻滞模式图;B. 左前分支传导阻滞心电图。

(五)左后分支传导阻滞(left posterior fascicular block,LPFB)

1. 心电图表现

(1)电轴右偏在 +90°~+180°。

(2)Ⅰ、aVL 导联的 QRS 波呈 rS 型,Ⅲ、aVF 导联呈 qR 型,q 波 <0.025s。

(3)Ⅲ导联的 R 波 > Ⅱ导联的 R 波。

(4)QRS<0.12s。

2. 心电图图解示意 见图 4-34。

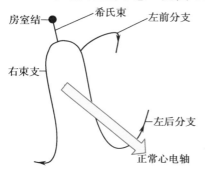

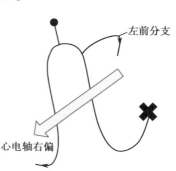

A

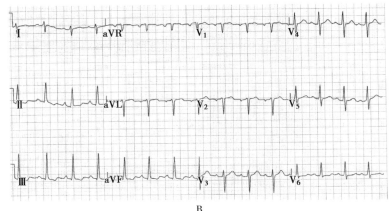

B

图 4-34　左后分支传导阻滞示意图

A. 左后分支传导阻滞模式图；B. 左后分支传导阻滞心电图。

六、预激综合征

具体内容见第三章第二节。

第三节　QRS 波群消失

一、心室扑动（ventricular flutter）

1. 心电图表现

（1）各导联无 P 波。

（2）QRS-T 波群无法分辨，代之以正弦型的大扑动波。

（3）频率 200~250 次 /min。

2. 心电图图解示意　见图 4-35。

二、心室颤动（ventricular fibrillation）

心室肌纤维彼此独立除极，QRS 波紊乱不能辨认，且排除电机松脱等干扰，结合患者可能出现的意识障碍，容易作出室颤的诊断。

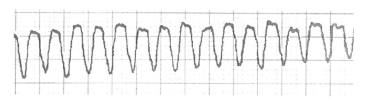

图 4-35 心室扑动示意图

1. 心电图表现

(1) QRS-T 波群消失。

(2) 代之以快速而不均匀的，波幅大小不一的颤动波。

(3) 速率在 250~500 次 /min。

2. 心电图图解示意 见图 4-36。

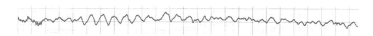

图 4-36 心室颤动示意图

第四节 病理性 Q 波

病理性 Q 波的形成 (图 4-37)：①心室除极是从心内膜向心外膜方向进行。因此，如果探查电极直接放置于心腔内，除极方向向外背离电极，可记录到一个较深、稍宽、向下的 Q 波；②心肌梗死累及心内膜到心外膜的全层心肌，类似于造成了一个电"窗口"，探查电极即使在心腔外也可直接记录到心腔内电位变化，即病理性 Q 波。

病理性 Q 波主要有以下两种情况：

1. Q 波形态发生了异常 除 aVR 外，正常 Q 波电压应小于同导联 R 波电压的 1/4，时间应小于 0.04s，否则定义为病理性 Q 波。

2. 不该出现 Q 波的地方出现的 Q 波

(1) V_1、V_2 导联不应有 Q (q) 波 (可呈 QS)。

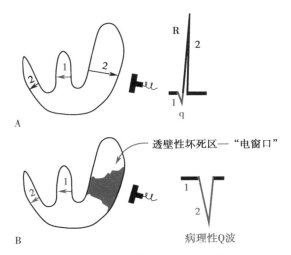

图 4-37 病理性 Q 波发生机制

A. 正常心肌除极顺序:室间隔向量 1 产生 Q 波,左右心室综合除极向量 2 产生 R 波;B. 心肌坏死后,电极透过坏死"窗口"只能记录相反的除极向量,产生 QS 波或病理性 Q 波。

(2)aVR、aVL、Ⅲ导联可有 Q 波或 q 波。

(3)Ⅰ、Ⅱ、aVF、$V_4 \sim V_6$ 导联不应有 Q 波(可有 q 波)。

上述也可简单理解为,病理性 Q 波占位应超出 1×2(长 × 宽)个小格子的纵深范围,且面向左心室的导联(Ⅰ、Ⅱ、aVF、$V_4 \sim V_6$)不应有 Q 波。

病理性 Q 波的出现,多数情况下代表相应部位的透壁性心肌梗死,但需要结合临床病史排除以下疾病。

1. 心肌炎($V_1 \sim V_3$ 导联出现 Q 波)。

2. 肥厚型心肌病(Ⅱ、Ⅲ、aVF、$V_4 \sim V_6$ 导联可出现 Q 波)。

3. W-P-W 综合征(Ⅱ、Ⅲ、aVF 导联可出现 Q 波)。

4. 左心室肥厚($V_1 \sim V_3$ 导联出现 Q 波)。

5. 左束支传导阻滞(Ⅱ、Ⅲ、aVF、$V_1 \sim V_3$ 导联 r 波细小或消失)。

6. 大面积肺栓塞（V₁~V₄ 导联出现 Q 波）。

此外，Q 波一旦出现，便永不消失，并不能对透壁性心肌梗死发生的时间有任何提示。

1. 找出以下心电图中的病理性 Q 波（心肌炎，图 4-38）。

病史特点：患者为 29 岁青年男性，既往体健，一周前感冒受凉。

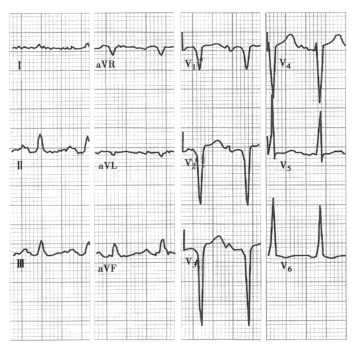

图 4-38　心肌炎患者病理性 Q 波示意图

2. 找出以下心电图中的病理性 Q 波（肥厚型心肌病，图 4-39）。

病史特点：患者为 21 岁青年女性，超声证实肥厚型心肌病。

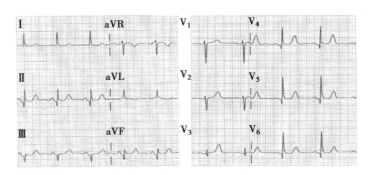

图 4-39　肥厚型心肌病患者病理性 Q 波示意图

3. 找出以下心电图中的病理性 Q 波（W-P-W 综合征，图 4-40）。

病史特点：患者为 40 岁中年男性，健康体检时发现心电图异常。

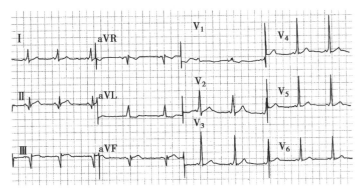

图 4-40　W-P-W 综合征患者病理性 Q 波示意图

4. 找出以下心电图中的病理性 Q 波（左心室肥厚，图 4-41）。

病史特点：患者为 55 岁中年男性，超声证实扩张型心肌病。

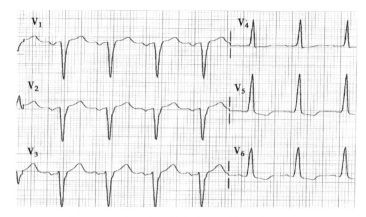

图 4-41　左心室肥厚患者病理性 Q 波示意图

5. 找出以下心电图中的病理性 Q 波（左束支传导阻滞，图 4-42）。

病史特点：患者为 19 岁青年女性，健康体检时发现心电图异常。

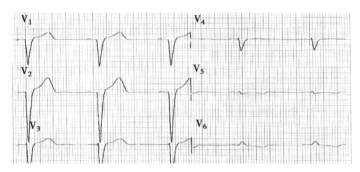

图 4-42　左束支传导阻滞患者病理性 Q 波示意图

6. 找出以下心电图中的病理性 Q 波（大面积肺栓塞，图 4-43）。

病史特点：患者为 27 岁青年女性，骨折后长期卧床，突发胸痛及呼吸困难。

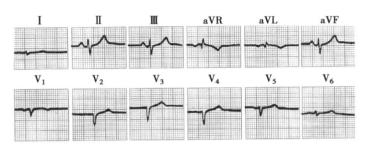

图 4-43　大面积肺栓塞患者病理性 Q 波示意图

第五节　宽 QRS 波群心动
过速的常见类型

宽 QRS 心动过速是指 QRS 波宽度 ≥ 0.12s,且心率超过 100 次/min 的心动过速,临床上常见的宽 QRS 波群心动过速主要包括几种类型:①室性心动过速(约占 70%~80%);②室上性心动过速伴室内差异传导(包括束支传导阻滞或其他室内阻滞,15%)、旁路下传(1%~5%)、药物及电解质作用、心室内传导缓慢(外科手术后)、心室起搏。

其中,室上性心动过速伴有的临床情况,需结合患者心动过速未发作时的心电图加以比较,本节内容中不做赘述,重点讨论室性心动过速及宽 QRS 波心动过速的鉴别诊断。

一、室性心动过速（ventricular tachycardia）

1. 心电图表现

（1）连续出现宽大 QRS 波群,时限 ≥ 0.12s,且心率超过 100 次/min。

（2）频率通常为 150~200 次/min。

（3）心动过速可呈短阵性,也可呈持续性。

（4）若所有 QRS 波形态一致,为单形性室性心动过速(图

4-44A);若在心电图同一导联上出现 3 种或 3 种以上形态的 QRS 波形,频率 >200 次 /min,并持续 10 次心搏以上,称为多形性室性心动过速(图 4-44B)。多形性室性心动过速分为两类:窦性心律时 QT 间期正常;窦性心律时 QT 间期延长,多为尖端扭转型室性心动过速(图 4-44C)。

2. 心电图图解示意　见图 4-44。

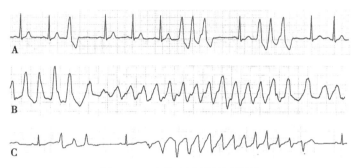

图 4-44　室性心动过速示意图

A. 单形性室性心动过速;B. 多形性室性心动过速;
C. 尖端扭转型室性心动过速。

二、心电图表现对宽 QRS 波心动过速的鉴别诊断

(一)心室率与心室律

1. 心室率　室性心动过速的心室率多数在 150~200 次 /min,超过 180 次 /min 少见;如果频率过快,室上性心动过速或 1:1 传导的心房扑动可能性较大。

2. 心室律　室性心动过速的节律可规则,也可稍不规则;而室上性心动过速心律绝对规则。

(二)房室分离、心室夺获及室性融合波

若出现房室分离,且心室率快于心房率,可明确诊断室性心动过速。

此外,如果宽 QRS 波心动过速记录中发现提早出现的窄

QRS 波,即心室夺获或室性融合波,也是诊断室性心动过速的重要依据:

1. 心室夺获 室速发生时,心室 QRS 波被室上性下传的激动夺获。在 P 波之后,提前发生一次正常的 QRS 波群。

2. 室性融合波 指室上性和室性搏动同时激动心室。在同一导联中出现三种不同形态的 QRS 波群,其中一种形态介于其他两种之间。

(三) QRS 波群的宽度

一般而言,QRS 波群的宽度越宽,则室性心动过速的可能性越大。

呈右束支传导阻滞图形,QRS 波形宽度 >0.14s,或呈左束支传导阻滞图形,QRS 波形宽度 >0.16s,高度提示室性心动过速。少数情况下,室性心动过速的 QRS 波群也可以不宽,例如左室特发性室性心动过速。

(四) 额面 QRS 电轴

如果心动过速时 QRS 电轴在 −90°~−180°(电轴极度右偏或称之为"无人区"电轴),绝大多数为室性心动过速。

(五) 胸导联 QRS 波群

1. 胸导联呈负向同向性,肯定为室性心动过速;呈正向同向性,绝大多数为室性心动过速,小部分为左侧旁路的房室折返性心动过速。

2. 心动过速发生时,若 V_1~V_6 导联均无 RS 型(包括 RS、rS 或 Rs),而呈 QR、R、QS 或 qR 型,确诊为室性心动过速;若 V_1~V_6 导联虽有 RS 波,但任一 RS 时间(R 波起点至 S 波最低点时间)⊳0.1s,确诊室性心动过速(图 4-45)。

3. V_1 及 V_6 导联的 QRS 波形的图形特征:分为右束支传导阻滞型(V_1 导联的 QRS 波群主波向上,图 4-46)和左束支传导阻滞型(V_1 导联的 QRS 波群主波向下,图 4-47)。

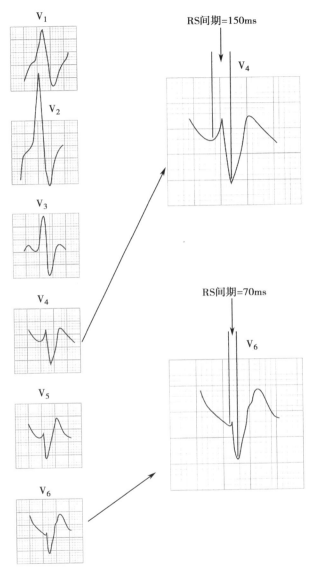

图 4-45　V₁~V₆ 导联呈 RS 波形及 RS 时间测量示意图

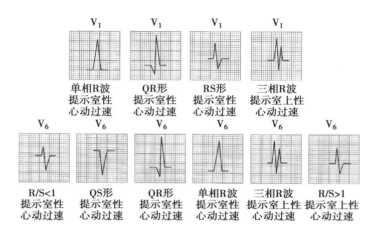

图 4-46 右束支传导阻滞型 QRS 波群形态特点示意图

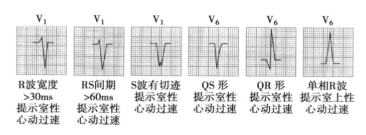

图 4-47 左束支传导阻滞型 QRS 波群形态特点示意图

（六）诊断要点

宽 QRS 心动过速呈左束支传导阻滞图形, 伴电轴显著右偏, 诊断室性心动过速。Ⅱ、Ⅲ、aVF 导联 QRS 波群主波整体向下, 室性心动过速可能性大。

（七）心动过速的诱因

心动过速若为室上性期前收缩诱发, 多为室上性心动过速; 心动过速若为室性期前收缩诱发, 多为室性心动过速。

（八）与心动过速发作前心电图比较

若与窦性心律时 QRS 波群形态一致，则多为室上性心动过速；若与窦性心律时 QRS 波群形态不同，则多为室性心动过速。

笔者根据以上 8 点关于室性心动过速鉴别诊断的依据，总结了确诊室性心动过速以及室性心动过速可能性大的心电图表现情况，希望对大家的临床工作有一定的帮助。

三、室性心动过速判断经验

1. 确诊室性心动过速

（1）确切的房室分离现象，且心室率＞心房率。或出现心室夺获、室性融合波。

（2）V_1 到 V_6 导联 QRS 波群主波均向下。

（3）V_1 到 V_6 导联没有 RS 波。

（4）V_1 到 V_6 导联有 RS 波，但 RS 间期大于 0.1s。

（5）呈左束支传导阻滞图形合并电轴右偏。

（6）aVR 的 QRS 波群出现向上的大 R 波。

（7）心动过速发作时，与未发作时室性期前收缩图形一致。

2. 室性心动过速可能性大

（1）V_1 到 V_6 导联 QRS 波群主波均向上。

（2）电轴极度右偏。

（3）QRS 波群在左束支传导阻滞图形时 ＞0.16s，右束支传导阻滞图形时 ＞0.14s。

（4）Ⅱ、Ⅲ、aVF 导联 QRS 波群主波均向下。

第六节　QRS 波群相关的心电图图例及解答

例 4-1　节律（整齐　不整齐）频率（　次 /min）

分析 P 波（窦性　非窦性　无 P 波）

分析 PR 间期（时间延长 / 缩短）

分析 QRS 波群（电轴　电压　增宽　无 QRS 波群 Q 波）

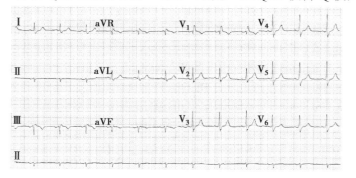

例 4-2　节律（整齐　不整齐）频率（　次 /min）

分析 P 波（窦性　非窦性　无 P 波）

分析 PR 间期（时间延长 / 缩短）

分析 QRS 波群（电轴　电压　增宽　无 QRS 波群 Q 波）

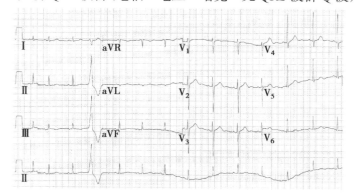

例 4-3　节律（整齐　不整齐）　频率（　次 /min）

分析 P 波（窦性　非窦性　无 P 波）

分析 PR 间期（时间延长 / 缩短）

分析 QRS 波群（电轴　电压　增宽　无 QRS 波群 Q 波）

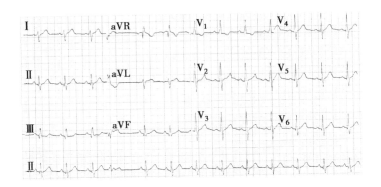

例 4-4　节律（整齐　不整齐）　频率（　次 /min）

分析 P 波（窦性　非窦性　无 P 波）

分析 PR 间期（时间延长 / 缩短）

分析 QRS 波群（电轴　电压　增宽　无 QRS 波群 Q 波）

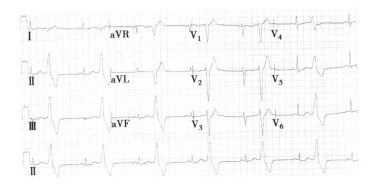

例 4-5 节律（整齐 不整齐） 频率（ 次 /min）

分析 P 波（窦性 非窦性 无 P 波）

分析 PR 间期（时间延长 / 缩短）

分析 QRS 波群（电轴 电压 增宽 无 QRS 波群 Q 波）

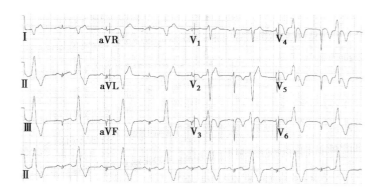

例 4-6 节律（整齐 不整齐） 频率（ 次 /min）

分析 P 波（窦性 非窦性 无 P 波）

分析 PR 间期（时间延长 / 缩短）

分析 QRS 波群（电轴 电压 增宽 无 QRS 波群 Q 波）

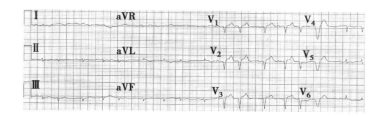

例 4-7　节律（整齐　不整齐）　频率（　　次 /min）

分析 P 波（窦性　非窦性　无 P 波）

分析 PR 间期（时间延长 / 缩短）

分析 QRS 波群（电轴　电压　增宽　无 QRS 波群 Q 波）

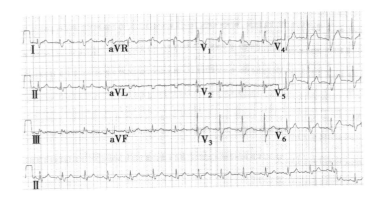

例 4-8　节律（整齐　不整齐）　频率（　　次 /min）

分析 P 波（窦性　非窦性　无 P 波）

分析 PR 间期（时间延长 / 缩短）

分析 QRS 波群（电轴　电压　增宽　无 QRS 波群 Q 波）

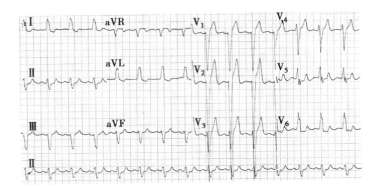

例 4-9 节律（整齐　不整齐）　频率（　　次 /min）
分析 P 波（窦性　非窦性　无 P 波）
分析 PR 间期（时间延长 / 缩短）
分析 QRS 波群（电轴　电压　增宽　无 QRS 波群 Q 波）

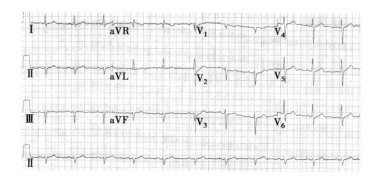

例 4-10 节律（整齐　不整齐）　频率（　　次 /min）
分析 P 波（窦性　非窦性　无 P 波）
分析 PR 间期（时间延长 / 缩短）
分析 QRS 波群（电轴　电压　增宽　无 QRS 波群 Q 波）

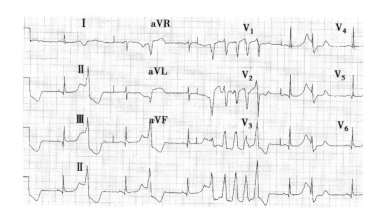

例 4-11　节律（整齐　不整齐）　频率（　　次 /min）

分析 P 波（窦性　非窦性　无 P 波）

分析 PR 间期（时间延长 / 缩短）

分析 QRS 波群（电轴　电压　增宽　　无 QRS 波群 Q 波）

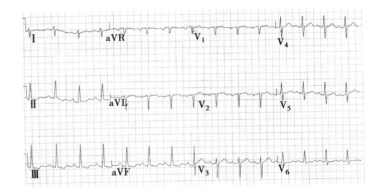

例 4-12　节律（整齐　不整齐）　频率（　　次 /min）

分析 P 波（窦性　非窦性　无 P 波）

分析 PR 间期（时间延长 / 缩短）

分析 QRS 波群（电轴　电压　增宽　　无 QRS 波群 Q 波）

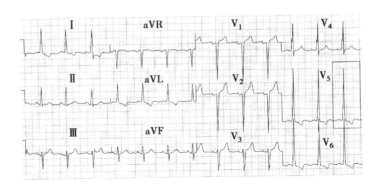

例 4-13　节律（整齐　不整齐）　频率（　　次 /min）
分析 P 波（窦性　非窦性　无 P 波）
分析 PR 间期（时间延长 / 缩短）
分析 QRS 波群（电轴　电压　增宽　无 QRS 波群 Q 波）

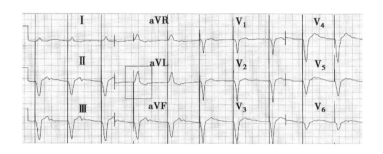

例 4-14　节律（整齐　不整齐）　频率（　　次 /min）
分析 P 波（窦性　非窦性　无 P 波）
分析 PR 间期（时间延长 / 缩短）
分析 QRS 波群（电轴　电压　增宽　无 QRS 波群 Q 波）

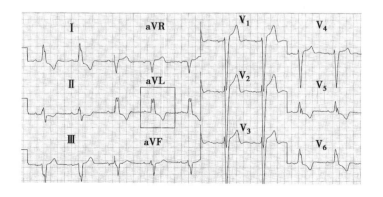

例 4-15　节律（整齐　不整齐）　频率（　　次 /min）

分析 P 波（窦性　非窦性　无 P 波）

分析 PR 间期（时间延长 / 缩短）

分析 QRS 波群（电轴　电压　增宽　无 QRS 波群 Q 波）

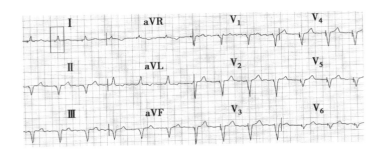

例 4-16　节律（整齐　不整齐）　频率（　　次 /min）

分析 P 波（窦性　非窦性　无 P 波）

分析 PR 间期（时间延长 / 缩短）

分析 QRS 波群（电轴　电压　增宽　无 QRS 波群 Q 波）

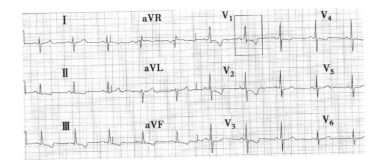

例 4-17　节律(整齐　不整齐)　频率(　　次 /min)
　分析 P 波(窦性　非窦性　无 P 波)
　分析 PR 间期(时间延长 / 缩短)
　分析 QRS 波群(电轴　电压　增宽　无 QRS 波群 Q 波)

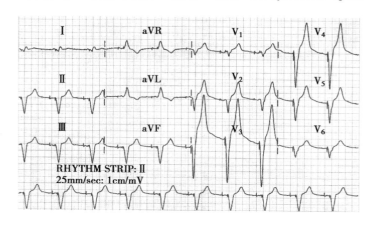

例 4-18　节律(整齐　不整齐)　频率(　　次 /min)
　分析 P 波(窦性　非窦性　无 P 波)
　分析 PR 间期(时间延长 / 缩短)
　分析 QRS 波群(电轴　电压　增宽　无 QRS 波群 Q 波)

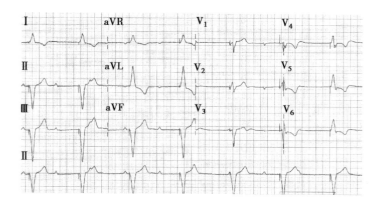

例 4-19　节律（整齐　不整齐）　频率（　次 /min）

分析 P 波（窦性　非窦性　无 P 波）

分析 PR 间期（时间延长 / 缩短）

分析 QRS 波群（电轴　电压　增宽　无 QRS 波群 Q 波）

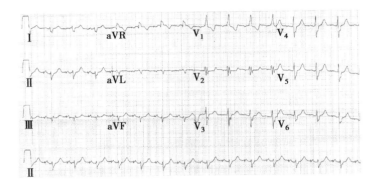

例 4-20　节律（整齐　不整齐）　频率（　次 /min）

分析 P 波（窦性　非窦性　无 P 波）

分析 PR 间期（时间延长 / 缩短）

分析 QRS 波群（电轴　电压　增宽　无 QRS 波群 Q 波）

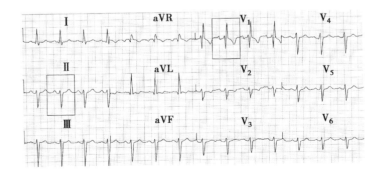

例 4-21　节律（整齐　不整齐）　频率（　　次 /min）
分析 P 波（窦性　非窦性　无 P 波）
分析 PR 间期（时间延长 / 缩短）
分析 QRS 波群（电轴　电压　增宽　无 QRS 波群 Q 波）

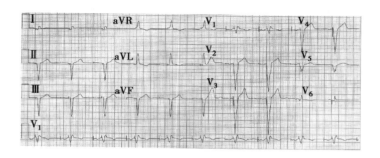

例 4-22　节律（整齐　不整齐）　频率（　　次 /min）
分析 P 波（窦性　非窦性　无 P 波）
分析 PR 间期（时间延长 / 缩短）
分析 QRS 波群（电轴　电压　增宽　无 QRS 波群 Q 波）

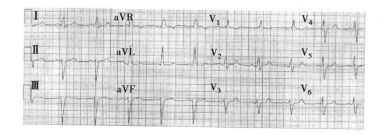

例 4-23　节律（整齐　不整齐）　频率（　　次 /min）

分析 P 波（窦性　非窦性　无 P 波）

分析 PR 间期（时间延长 / 缩短）

分析 QRS 波群（电轴　电压　增宽　无 QRS 波群 Q 波）

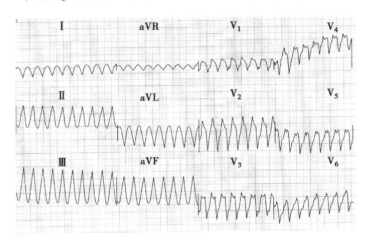

例 4-24　节律（整齐　不整齐）　频率（　　次 /min）

分析 P 波（窦性　非窦性　无 P 波）

分析 PR 间期（时间延长 / 缩短）

分析 QRS 波群（电轴　电压　增宽　无 QRS 波群 Q 波）

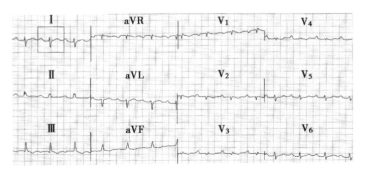

例 4-25　节律（整齐　不整齐）　频率（　次 /min）
分析 P 波（窦性　非窦性　无 P 波）
分析 PR 间期（时间延长 / 缩短）
分析 QRS 波群（电轴　电压　增宽　无 QRS 波群 Q 波）

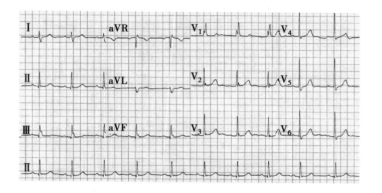

例 4-26　节律（整齐　不整齐）　频率（　次 /min）
分析 P 波（窦性　非窦性　无 P 波）
分析 PR 间期（时间延长 / 缩短）
分析 QRS 波群（电轴　电压　增宽　无 QRS 波群 Q 波）

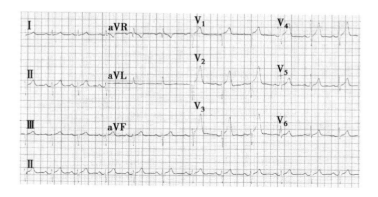

解　答：

例 4-1

节律：整齐　频率：60~100 次 /min

P 波：窦性 P 波

PR 间期：未见明显异常

QRS 波群分析：电轴左偏，Ⅱ、Ⅲ、aVF 导联呈 rS 型，Ⅰ、aVL 导联
　　呈 qR 型，V₁ 导联呈 M 型

诊断：窦性心律，左前分支传导阻滞，完全性右束支传导阻滞

例 4-2

节律：不整齐　频率：60~100 次 /min

P 波：窦性 P 波

PR 间期：未见明显异常

QRS 波群分析：电轴不偏，提前出现宽大 QRS 波群

诊断：窦性心律，室性期前收缩

例 4-3

节律：整齐　频率：60~100 次 /min

P 波：窦性 P 波

PR 间期：未见明显异常

QRS 波群分析：电轴右偏，V₁ 导联高大 R 波，提前出现的宽大
　　QRS 波群

诊断：窦性心律，右室高电压（右心室肥厚），室性期前收缩

例 4-4

节律：整齐　频率：60~100 次 /min

P 波：窦性 P 波

PR 间期：未见明显异常

QRS 波群分析：电轴不偏，电压正常，提前出现宽大 QRS 波群

诊断:窦性心律,室性期前收缩(呈二联律)

例 4-5

节律:整齐　频率:60~100 次 /min

P 波:窦性 P 波

PR 间期:未见明显异常

QRS 波群分析:电轴不偏,电压正常,提前出现宽大 QRS 波群

诊断:窦性心律,室性期前收缩(呈二联律)

例 4-6

节律:不整齐　频率:大于 100 次 /min

P 波:窦性 P 波

PR 间期:未见明显异常

QRS 波群分析:电轴不偏,肢导联电压降低,提前出现宽大 QRS 波群

诊断:窦性心动过速,肢导联低电压,室性期前收缩,房性期前收缩

例 4-7

节律:整齐　频率:60~100 次 /min

P 波:窦性 P 波

PR 间期:未见明显异常

QRS 波群分析:电轴不偏,V_1 导联呈 M 型

诊断:窦性心律,完全性右束支传导阻滞

例 4-8

节律:整齐　频率:60~100 次 /min

P 波:窦性 P 波

PR 间期:未见明显异常

QRS 波群分析:电轴左偏,I、aVL 及 V_6 导联呈 M 型

诊断:窦性心律,完全性左束支传导阻滞

例 4-9

节律:整齐　频率:60~100 次 /min

P 波:窦性 P 波

PR 间期:未见明显异常

QRS 波群分析:电轴左偏,Ⅱ、Ⅲ、aVF 导联呈 rS 型,Ⅰ、aVL 导联呈 qR 型

诊断:窦性心律,左前分支传导阻滞

例 4-10

节律:不整齐　频率:60~100 次 /min

P 波:窦性 P 波

PR 间期:未见明显异常

QRS 波群分析:电轴不偏,提前出现宽大 QRS 波群,有时超过 3 个

诊断:窦性心律,室性期前收缩,短阵室性心动过速

例 4-11

节律:整齐　频率:60~100 次 /min

P 波:窦性 P 波

PR 间期:未见明显异常

QRS 波群分析:电轴右偏,Ⅰ、aVL 导联呈 rS 型,Ⅱ、Ⅲ、aVF 导联呈 qR 型

诊断:窦性心律,左后分支传导阻滞

例 4-12

节律:整齐　频率:60~100 次 /min

P 波:窦性 P 波

PR 间期:未见明显异常

QRS 波群分析:电轴不偏,电压明显异常

诊断:窦性心律,左室高电压(左心室肥厚)

例 4-13

节律:整齐　频率:接近 60 次 /min

P 波:无窦性 P 波

QRS 波群分析:宽大的 QRS 波群,起始部位有明显的"峰信号"

诊断:起搏心电图(VVI 模式,单极导线)

例 4-14

节律:整齐　频率:60~100 次 /min

P 波:窦性 P 波

PR 间期:未见明显异常

QRS 波群分析:电轴稍左偏,电压明显异常,I、aVL、V_5、V_6 导联呈 M 型

诊断:窦性心律,左心室高电压,完全性左束支传导阻滞

例 4-15

节律:整齐　频率:60~100 次 /min

P 波:无窦性 P 波

QRS 波群分析:宽大的 QRS 波群,起始部位有明显的"峰信号"

诊断:心房颤动,起搏心电图(VVI 模式,双极导线)

例 4-16

节律:整齐　频率:60~100 次 /min

P 波:窦性 P 波

PR 间期:明显缩短

QRS 波群分析:电轴右偏,V_1 导联高大 R 波,QRS 波群增宽,起始段有 delta 波

诊断:窦性心律,右室高电压(右心室肥厚),W-P-W 综合征

例 4-17

节律:整齐　频率:60~100 次 /min

P 波:无窦性 P 波(P′波前有明显的 "峰信号")

QRS 波群分析:宽大的 QRS 波群,起始部位有明显的 "峰信号"

诊断:起搏心电图(DDD 模式,双极导线)

例 4-18

节律:整齐　频率:60~100 次 /min

P 波:窦性 P 波(后无相关的 QRS 波群)

QRS 波群分析:宽大的 QRS 波群,起始部位有明显的 "峰信号"

诊断:三度房室传导阻滞,起搏心电图(VVI 模式,双极导线)

例 4-19

节律:整齐　频率:60~100 次 /min

P 波:非窦性 P 波(起始部位有明显的 "峰信号")

QRS 波群分析:电轴不确定,电压未见异常,QRS 波群增宽,V₁ 导联呈 rsR 波形

诊断:起搏心电图(AAI 模式,双极导线),右束支传导阻滞

例 4-20

节律:整齐　频率:60~100 次 /min

P 波:窦性 P 波

PR 间期:未见明显异常

QRS 波群分析:电轴左偏,Ⅱ、Ⅲ、aVF 导联呈 rS 型,Ⅰ、aVL 导联呈 qR 型,V₁ 导联呈 M 型

诊断:窦性心律,左前分支传导阻滞,完全性右束支传导阻滞

例 4-21

节律:整齐　频率:60~100 次 /min

P 波:无窦性 P 波(P′波前有明显的 "峰信号")

QRS 波群分析:宽大的 QRS 波群,起始部位有明显的"峰信号"

诊断:起搏心电图(DDD 模式,双极导线)

例 4-22

节律:整齐　频率:60~100 次 /min

P 波:窦性 P 波

PR 间期:未见明显异常

QRS 波群分析:电轴左偏,Ⅱ、Ⅲ、aVF 导联呈 rS 型,Ⅰ、aVL 导联
　　呈 qR 型,V₁ 导联呈 M 型

诊断:窦性心律,左前分支传导阻滞,完全性右束支传导阻滞

例 4-23

节律:整齐　频率:超过 100 次 /min

P 波:非窦性 P 波

QRS 波群分析:宽 QRS 波群心动过速鉴别诊断(胸导联无 RS
　　波形)

诊断:室性心动过速

例 4-24

节律:整齐　频率:60~100 次 /min

P 波:窦性 P 波

PR 间期:未见明显异常

QRS 波群分析:电轴右偏,Ⅰ、aVL 导联呈 rS 型,Ⅱ、Ⅲ、aVF 导联
　　呈 qR 型

诊断:窦性心律,左后分支传导阻滞

例 4-25

节律:整齐　频率:60~100 次 /min

P 波:窦性 P 波

PR 间期:未见明显异常

QRS 波群分析:电轴不偏,V$_1$ 导联呈 M 型

诊断:窦性心律,完全性右束支传导阻滞

例 4-26

节律:整齐　频率:60~100 次 /min

P 波:窦性 P 波

PR 间期:未见明显异常

QRS 波群分析:电轴左偏,Ⅱ、Ⅲ、aVF 导联呈 rS 型,Ⅰ、aVL 导联
　呈 qR 型

诊断:窦性心律,左前分支传导阻滞

第五章

分析 ST 段

ST 段是指自 QRS 波群的终点至 T 波起点的一条等电位线段。ST 段的异常可表现为延长或缩短，但更多地表现为 ST 段的抬高和下移，常见于心肌缺血。ST 段向量是从正常心肌指向损伤心肌，故：①当心肌损伤（包括透壁性心肌缺血）位于心外膜时，ST 段向量从心内膜指向心外膜，出现 ST 段抬高，通常是最近发生的心肌梗死或心包炎等导致；②心肌损伤位于心内膜下时，ST 段向量从心外膜指向心内膜，出现 ST 段压低，与心肌缺血、地高辛治疗等有关。

此外，值得我们注意的是，心肌缺血时将会影响心室肌复极的正常进行，从而出现 ST 段的异常改变。但需要强调的是，这些心电图改变并非心肌缺血所特有，也可见于其他器质性心脏病、电解质紊乱及药物的影响，甚至还可见于正常人。因此，在进行心肌缺血心电图判断时一定要结合临床，综合分析，强调动态改变。

第一节 正常 ST 段

心电图表现有以下几项。

1. ST 段一般位于等电线上, 无明显偏移。

2. 偏移正常范围

(1) 所有导联 ST 段下移不应超过 0.05mV。

(2) 所有肢体导联及 $V_4 \sim V_6$ 导联 ST 段抬高不超过 0.1mV。

(3) V_1、V_2 导联 ST 段抬高不超过 0.3mV。

(4) V_3 导联 ST 段抬高不超过 0.5mV。

第二节 异常 ST 段分析

首先, 再次强调, ST 段的分析, 在临床上特别强调病史和其他辅助检查, 不能光以心电图"纸上谈兵""以图论图", 否则在临床上可能会导致重大偏差。

一、ST 段抬高

ST 段抬高的原因很多, 常见的临床类型包括急性心肌梗死、早复极、急性心包炎、心室肥厚(详见第四章第二节)以及束支传导阻滞(详见第四章第二节)。

(一)急性心肌梗死

急性心肌梗死(acute myocardial infarction, AMI)是临床上一种非常严重且常见的疾病, 表现为 ST 段抬高的急性心肌梗死, 其心电图表现有一定的规律。

ST 段抬高型心肌梗死演变特点:①正常心电图;② ST 段抬高;③ Q 波形成;④ ST 段返回到基线;⑤ T 波倒置。

我们甚至还可以通过这些心电图的具体表现, 划分心肌梗死的时期(图 5-1~ 图 5-4), 为临床决策提供相应的心电图依据。当然, 心肌梗死的时期是我们人为划定的, 不是每一个患者都可以出现这些典型变化。应当"具体情况具体分析",切忌生搬硬套。典型的急性心肌梗死的心电图变化如下。

1. 超急性期(早期,数分钟至数小时)　心电图表现见图 5-1。

(1)高大、直立、对称的 T 波。

(2)ST 段斜型抬高。

(3)无病理 Q 波。

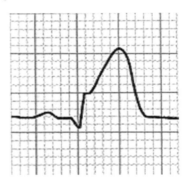

图 5-1　超急性期 ST 段改变

2. 急性期(数小时 / 数日至数周)　心电图表现见图 5-2。

(1)T 波倒置。

(2)ST 段斜型 / 弓背向上抬高。

(3)病理性 Q 波。

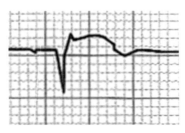

图 5-2　急性期 ST 段改变

3. 亚急性期(数周至数月)　心电图表现见图 5-3。

(1)T 波倒置,但变浅。

(2)ST 段恢复至基线。

(3)病理性 Q 波。

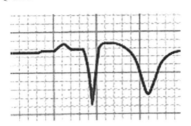

图 5-3　亚急性期 ST 段改变

4. 陈旧期(数月以后)　心电图表现见图 5-4。

(1)T 波不再变化,多直立。

(2)ST 段恢复至基线,不再变化。

(3)病理性 Q 波。

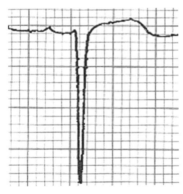

图 5-4　陈旧期 ST 段改变

　　有时,陈旧性心肌梗死可能只表现为"R 波递增不良",若一患者在 V_3、V_4 导联 R 波振幅仍然很小,但在 V_5 导联则变为正常,提示我们要想到陈旧性梗死的可能。

图 5-5 可以有助于更加清晰地回顾 ST 段抬高型心肌梗死心电图的变化特点。

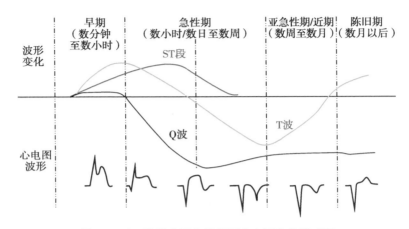

图 5-5　ST 段抬高型心肌梗死心电图变化模式图

此外,我们还可以根据上述心肌梗死基本图形出现的导联确定心肌梗死的部位:①下壁:Ⅱ、Ⅲ、aVF 导联;②前壁:V_1、V_2、V_3、V_4、V_5、V_6 导联;③侧壁:V_5、V_6、Ⅰ、aVL 导联;④后壁:V_7、V_8、V_9,或 V_1、V_2 导联出现 R 波,T 波增高;⑤右室:V_3R、V_4R、V_5R、V_6R 导联;⑥左冠状动脉主干病变:aVR 导联。

小贴士

1. 后壁心梗　当常规十二导联心电图 V_1 导联出现明显 R 波,常提示后壁心肌梗死的可能。因为正常左心室心肌较右心室厚,导致心电图上 V_1 导联 QRS 波群主波向下。而当后壁心肌梗死时,向后的心电向量消失,导致 V_1 导联仅反映右心室向前除极,其向前的心电向量起主导作用,R 波直立。但是心电图中,后壁心梗的确诊仍需结合 $V_7 \sim V_9$ 导联。

2. 下壁心肌梗死有时合并右心室梗死　临床上,当下壁心梗患者肺野清晰、颈静脉压力增高时应怀疑右心室梗死可能。

借用额面六轴系统和水平面电轴系统,可以帮助我们记忆心肌梗死的具体部位(图 5-6)。

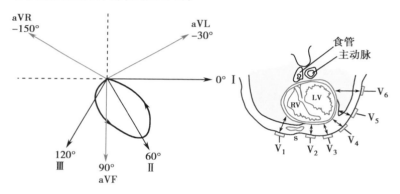

图 5-6　额面六轴系统和水平面电轴系统

结合上面所学到的知识,简单判断以下心肌梗死的部位及时相(图 5-7~图 5-10)。

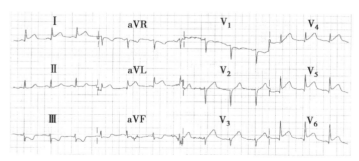

图 5-7　急性前壁、侧壁心肌梗死
可见 Ⅰ、aVL、V_2~V_6 导联 ST 段抬高。

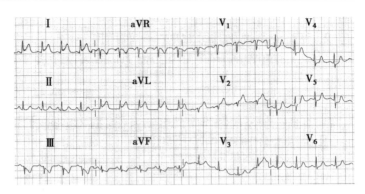

图 5-8　超急性侧壁心肌梗死
可见 I、aVL 导联 ST 段抬高。

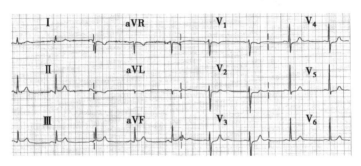

图 5-9　超急性下壁心肌梗死
可见 II、III、aVF 导联 ST 段稍抬高，T 波高尖。

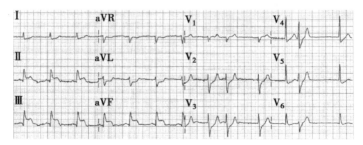

图 5-10　急性下壁心肌梗死
可见 II、III、aVF 导联 ST 段抬高。

（二）早期复极综合征

早期复极综合征（early repolarization syndrome，ERS）为一种临床上常见的心电图现象，是指至少两个相邻导联的 QRS 波终末部和 ST 段起始部交界处的 J 点抬高 0.1mV。该心电综合征通常具有两种表现形式：① QRS 波和 ST 段之间的锐利转折消失，而代之以一段平滑移行曲线，即 J 点型；②在 QRS 波和 ST 段之间出现一个挫折或直立小波，即 J 波型（图 5-10）。

1. 心电图表现

（1）J 点抬高和 J 波形成：主要发生在 V_2~V_5 导联，少数见于 II、III、aVF 导联。当 V_1、V_2 导联出现 J 波时，QRS 波呈 rSr′ 型，类似右束支传导阻滞。

（2）ST 段呈凹面向上型抬高（反拱形抬高）：常见于胸导联及下壁导联，抬高的幅度胸导联高于肢体导联，但很少大于 0.5mV，可伴有 T 波高尖。

（3）QRS 波群起始部缓慢，下降支快速或有切迹、顿挫，QRS 波群振幅增高，时限缩短。

2. 心电图图解示意　见图 5-11。

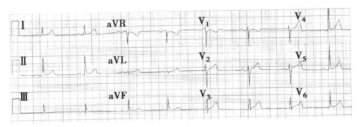

图 5-11　早期复极综合征

简单来说，早复极时 ST 段明显弓形抬高往往出现于前壁导联，肢体导联往往不会出现。

（三）急性心包炎

急性心包炎（acute pericarditis）是心包膜的脏层和壁层的急性炎症，可以同时合并心肌炎和心内膜炎，也可以作为唯一的心脏病损出现。

心包炎引起心电图异常主要有以下三个病理因素:①心包炎产生渗出液,使心肌激动产生的电流发生"短路",出现低电压改变;②液体或纤维素使心外膜下心肌产生损伤,引起ST-T 及 PR 段改变;③浅表性或局灶性心肌炎使心室除极波改变。

急性心包炎的心电图呈现动态演变,具体如图 5-12 所示。

1. 心电图表现

(1)窦性心律:一般保持窦性正常心率或窦性心动过速,偶有窦性心动过缓。

(2)PR 段偏移:以 TP 段为基线,偏移范围为 0.05~0.15mV。

(3)ST 段呈弓背向下抬高(凹面向上抬高),T 波高:PR 段偏移与 ST 段抬高常发生于疾病的数天至 2 周。

(4)ST 段回复到基线,T 波逐渐减低变平。

(5)T 波倒置并达最大深度(aVR 导联可直立)。常可持续数周、数月或长期存在。

(6)T 波恢复直立,一般在 3 个月内。

2. 心电图图解示意 见图 5-12。

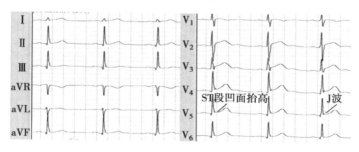

图 5-12 急性心包炎

简单来说,心包炎通常是不可定位性病变,因此其经典表现是绝大多数导联 ST 段的抬高。但与心肌梗死不同的是,心包炎所致的 ST 段持续性抬高并不伴有 Q 波形成。

二、ST 段压低

ST 段压低的原因很多,常见的临床类型包括心肌缺血(图 5-13、图 5-14)、心室肥厚(详见第四章第二节)以及束支传导阻滞(详见第四章第二节)。本章重点讲解心肌缺血(myocardial ischemia)。

1. 心电图表现

(1)PR 段常常被用作比较及判断 ST 段下移的基线。

(2)ST 段下移有多种表现形式(具体见第一章 ST 段),从 J 点下移、上斜型下移、水平型下移至下斜型下移,ST 段下移诊断缺血的特异性逐渐增加。

2. 心电图图解示意 见图 5-13。

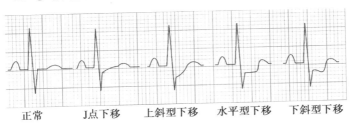

正常　　J点下移　　上斜型下移　　水平型下移　　下斜型下移

图 5-13　心肌缺血

临床上,心肌缺血的诊断必须有相邻两个导联 ST 段水平或下斜型压低 >0.05mV 和 / 或 T 波倒置 >0.1mV,而 ST 段水平下移伴 T 波直立,常是背向心肌梗死部位的心肌缺血征象。

另外,与水平下移不同,ST 段斜型下移常是接受地高辛(洋地黄)治疗所致(具体见第七章"洋地黄效应")。

结合上面所学到的知识,简单判断以下心肌缺血的部位(图 5-14、图 5-15)。

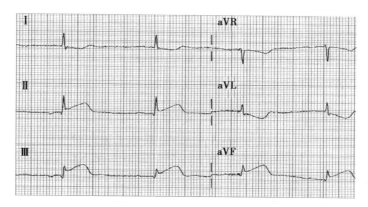

图 5-14 急性下壁心肌梗死
可见 II、III、aVF 导联 ST 段抬高。

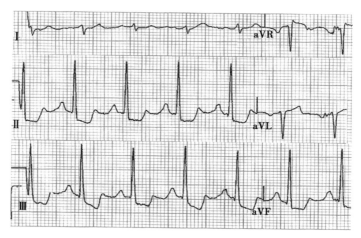

图 5-15 下壁心肌缺血
可见 II、III、aVF 导联 ST 段压低。

第三节 ST 段相关的心电图图例及解答

例 5-1 节律(整齐 不整齐) 频率(次 /min)

分析 P 波(窦性 非窦性 无 P 波)

分析 PR 间期(时间延长 / 缩短)

分析 QRS 波群(电轴 电压 增宽 无 QRS 波群 Q 波)

分析 ST 段(抬高 / 压低) ST 段变化的导联(Ⅰ Ⅱ Ⅲ aVR aVL aVF V₁ V₂ V₃ V₄ V₅ V₆)

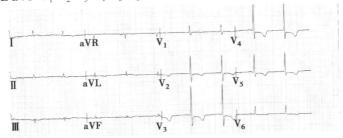

例 5-2 节律(整齐 不整齐) 频率(次 /min)

分析 P 波(窦性 非窦性 无 P 波)

分析 PR 间期(时间延长 / 缩短)

分析 QRS 波群(电轴 电压 增宽 无 QRS 波群 Q 波)

分析 ST 段(抬高 / 压低) ST 段变化的导联(Ⅰ Ⅱ Ⅲ aVR aVL aVF V₁ V₂ V₃ V₄ V₅ V₆)

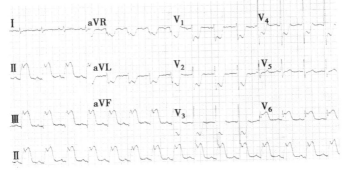

例 5-3　节律（整齐　不整齐）　频率（　　次 /min）

分析 P 波（窦性　非窦性　无 P 波）

分析 PR 间期（时间延长 / 缩短）

分析 QRS 波群（电轴　电压　增宽　无 QRS 波群 Q 波）

分析 ST 段（抬高 / 压低）　ST 段变化的导联（Ⅰ Ⅱ Ⅲ aVR aVL aVF V₁ V₂ V₃ V₄ V₅ V₆）

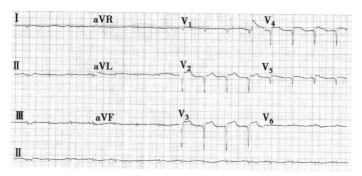

例 5-4　节律（整齐　不整齐）　频率（　　次 /min）

分析 P 波（窦性　非窦性　无 P 波）

分析 PR 间期（时间延长 / 缩短）

分析 QRS 波群（电轴　电压　增宽　无 QRS 波群 Q 波）

分析 ST 段（抬高 / 压低）　ST 段变化的导联（Ⅰ Ⅱ Ⅲ aVR aVL aVF V₁ V₂ V₃ V₄ V₅ V₆）

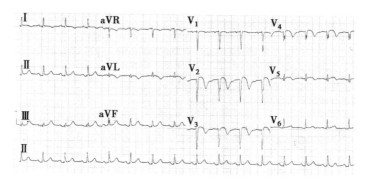

例 5-5　节律(整齐　不整齐)　频率(　　次 /min)

分析 P 波(窦性　非窦性　无 P 波)

分析 PR 间期(时间延长 / 缩短)

分析 QRS 波群(电轴　电压　增宽　无 QRS 波群 Q 波)

分析 ST 段(抬高 / 压低)　ST 段变化的导联(I II III aVR
aVL aVF V₁ V₂ V₃ V₄ V₅ V₆)

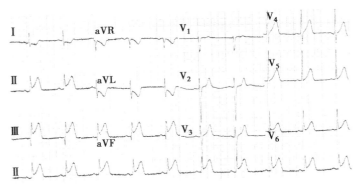

例 5-6　节律(整齐　不整齐)　频率(　　次 /min)

分析 P 波(窦性　非窦性　无 P 波)

分析 PR 间期(时间延长 / 缩短)

分析 QRS 波群(电轴　电压　增宽　无 QRS 波群 Q 波)

分析 ST 段(抬高 / 压低)　ST 段变化的导联(I II III aVR
aVL aVF V₁ V₂ V₃ V₄ V₅ V₆)

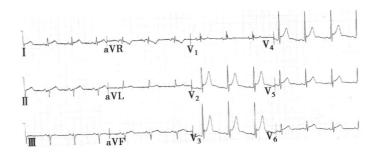

例 5-7　节律(整齐　不整齐)　频率(　次 /min)

分析 P 波(窦性　非窦性　无 P 波)

分析 PR 间期(时间延长 / 缩短)

分析 QRS 波群(电轴　电压　增宽　无 QRS 波群 Q 波)

分析 ST 段(抬高 / 压低)　ST 段变化的导联(Ⅰ Ⅱ Ⅲ aVR aVL aVF V₁ V₂ V₃ V₄ V₅ V₆)

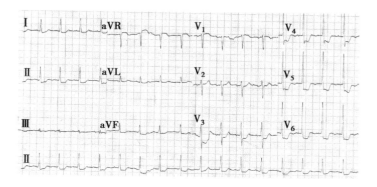

例 5-8　节律(整齐　不整齐)　频率(　次 /min)

分析 P 波(窦性　非窦性　无 P 波)

分析 PR 间期(时间延长 / 缩短)

分析 QRS 波群(电轴　电压　增宽　无 QRS 波群 Q 波)

分析 ST 段(抬高 / 压低)　ST 段变化的导联(Ⅰ Ⅱ Ⅲ aVR aVL aVF V₁ V₂ V₃ V₄ V₅ V₆)

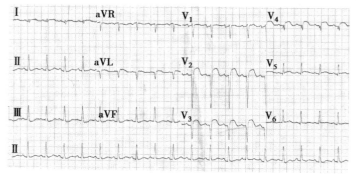

例 5-9　节律（整齐　不整齐）　频率（　　次 /min）

分析 P 波（窦性　非窦性　无 P 波）

分析 PR 间期（时间延长 / 缩短）

分析 QRS 波群（电轴　电压　增宽　无 QRS 波群 Q 波）

分析 ST 段（抬高 / 压低）　ST 段变化的导联（Ⅰ Ⅱ Ⅲ aVR aVL aVF V$_1$ V$_2$ V$_3$ V$_4$ V$_5$ V$_6$）

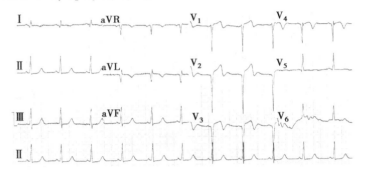

例 5-10　节律（整齐　不整齐）　频率（　　次 /min）

分析 P 波（窦性　非窦性　无 P 波）

分析 PR 间期（时间延长 / 缩短）

分析 QRS 波群（电轴　电压　增宽　无 QRS 波群 Q 波）

分析 ST 段（抬高 / 压低）　ST 段变化的导联（Ⅰ Ⅱ Ⅲ aVR aVL aVF V$_1$ V$_2$ V$_3$ V$_4$ V$_5$ V$_6$）

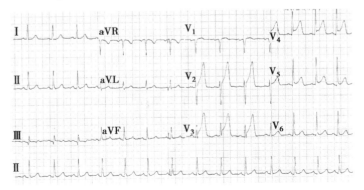

例 5-11　节律（整齐　不整齐）　频率（　次 /min）

分析 P 波（窦性　非窦性　无 P 波）

分析 PR 间期（时间延长 / 缩短）

分析 QRS 波群（电轴　电压　增宽　无 QRS 波群 Q 波）

分析 ST 段（抬高 / 压低）　ST 段变化的导联（Ⅰ　Ⅱ　ⅢaVR aVL aVF V₁ V₂ V₃ V₄ V₅ V₆）

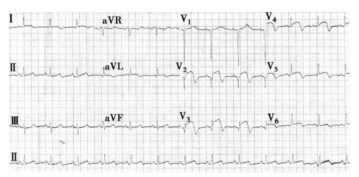

例 5-12　节律（整齐　不整齐）　频率（　次 /min）

分析 P 波（窦性　非窦性　无 P 波）

分析 PR 间期（时间延长 / 缩短）

分析 QRS 波群（电轴　电压　增宽　无 QRS 波群 Q 波）

分析 ST 段（抬高 / 压低）　ST 段变化的导联（Ⅰ　Ⅱ　ⅢaVR aVL aVF V₁ V₂ V₃ V₄ V₅ V₆）

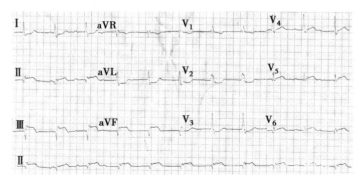

解 答:

例 5-1

节律:整齐 频率:60~100 次 /min

P 波:窦性 P 波

PR 间期:未见明显异常

QRS 波群:电轴不偏,肢体导联低电压,胸导联电压异常

ST 段分析:V_3~V_6 导联可见 ST 段压低

诊断:窦性心律,肢体导联低电压,左、右室高电压(双心室肥厚),ST 改变(心室肥厚导致,"劳损"性变化)

例 5-2

节律:整齐 频率:60~100 次 /min

P 波:窦性 P 波

PR 间期:未见明显异常

QRS 波群:电轴不偏,电压正常,QRS 波群未见明显增宽

ST 段分析:Ⅱ、Ⅲ、aVF 导联可见 ST 段抬高,V_1~V_4 导联可见 ST 段压低

诊断:窦性心律,超急性下壁心肌梗死

例 5-3

节律:整齐 频率:60~100 次 /min

P 波:窦性 P 波

PR 间期:未见明显异常

QRS 波群:电轴不偏,肢体导联低电压,QRS 波群未见明显增宽

ST 段分析:V_1~V_4 导联可见 ST 段抬高,病理性 Q 波形成

诊断:窦性心律,肢体导联低电压,急性前壁心肌梗死

例 5-4

节律:整齐 频率:60~100 次 /min

P 波:窦性 P 波

PR 间期:未见明显异常

QRS 波群:电轴不偏,电压正常,QRS 波群未见明显增宽

ST 段分析:V_1~V_5 导联可见 ST 段稍弓背向上型抬高,病理性 Q
　波形成

诊断:窦性心律,急性前壁心肌梗死

例 5-5

节律:整齐　频率:60~100 次 /min

P 波:窦性 P 波

PR 间期:未见明显异常

QRS 波群:电轴不偏,电压正常,QRS 波群未见明显增宽

ST 段分析:Ⅱ、Ⅲ、aVF 导联可见 ST 段抬高

诊断:窦性心律,超急性下壁心肌梗死

例 5-6

节律:整齐　频率:60~100 次 /min

P 波:窦性 P 波

PR 间期:未见明显异常

QRS 波群:电轴左偏,电压正常,QRS 波群未见明显增宽

ST 段分析:V_1~V_6 导联可见 ST 段弓背向下型抬高

诊断:窦性心律,左前分支传导阻滞,急性心包炎

例 5-7

节律:整齐　频率:60~100 次 /min

P 波:窦性 P 波

PR 间期:未见明显异常

QRS 波群:电轴不偏,电压正常,QRS 波群未见明显增宽

ST 段分析:aVR 导联可见 ST 段抬高,其余广泛导联可见 ST 段压低

诊断:窦性心律,急性心肌梗死(左冠状动脉主干病变)

例 5-8

节律:整齐　频率:大于 100 次 /min

P 波:窦性 P 波

PR 间期:未见明显异常

QRS 波群:电轴不偏,电压正常,QRS 波群未见明显增宽

ST 段分析:V_1~V_5 导联可见 ST 段弓背向上型抬高,病理性 Q
　波形成

诊断:窦性心动过速,急性前壁心肌梗死

例 5-9

节律:整齐　频率:60~100 次 /min

P 波:窦性 P 波

PR 间期:明显缩短

QRS 波群:电轴不偏,电压正常,QRS 波群未见明显增宽

ST 段分析:V_1~V_4 导联可见 ST 段抬高,病理性 Q 波形成

诊断:窦性心律,L-G-L 综合征,急性前壁心肌梗死

备注:但根据其 V_4 导联有回至基线的状态,需要考虑该患者正
　从心肌梗死的急性期往亚急性期转变

例 5-10

节律:整齐　频率:60-100 次 /min

P 波:窦性 P 波

PR 间期:未见明显异常

QRS 波群:电轴不偏,电压正常,QRS 波群未见明显增宽

ST 段:V_1~V_6 导联可见 ST 段弓背向下抬高

T 波:V_1~V_6 导联可见 T 波高尖(第六章)

诊断:窦性心律、急性心包炎

例 5-11

节律:整齐　频率:60~100 次 /min

P 波:窦性 P 波　　PR 间期未见明显异常

QRS 波群:电轴不偏,电压正常,QRS 波群未见明显增宽

ST 段分析:V_1~V_5 导联可见 ST 段弓背向上型抬高,病理性 Q 波形成

诊断:窦性心律,急性前壁心肌梗死

例 5-12

节律:整齐　　频率:60~100 次 /min

P 波:窦性 P 波(其后无相关 QRS 波群)

QRS 波群:电轴右偏,电压正常,V_1 导联呈 M 型

ST 段分析:Ⅱ、Ⅲ、aVF 导联可见 ST 段弓背向上型抬高,病理性 Q 波形成

诊断:窦性心律,三度房室传导阻滞,不完全性右束支传导阻滞,急性下壁心肌梗死

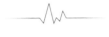

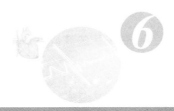

第六章

分析 T 波

第一节 正常 T 波

T 波代表心室的快速复极,即心室恢复期(图 6-1)。

1. 心电图表现

(1) Ⅰ、Ⅱ、V_4~V_6 导联 T 波通常是直立的,即面向左心室的导联 T 波常直立。

(2)Ⅲ、aVF、aVL、V_1~V_3 导联 T 波的形态变化较大。

(3)而 aVR 导联的 T 波总是倒置的。

(4)除Ⅲ、aVL、aVF、V_1~V_3 导联外,其他导联 T 波振幅不应低于同导联 R 波的 1/10 ;

2. 心电图图解示意 见图 6-1。

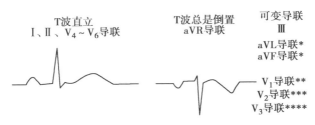

图 6-1 正常 T 波

最后,在进行 T 波分析之前,笔者需要特别强调的是:引起临床上 T 波改变的原因很多,T 波的改变往往也缺乏一定的特异性,故需结合患者的临床病史及其他辅助检查结果加以判断,切勿"就图论图"。

第二节　分析 T 波的常用方法

总的来说,有两种方法:

1. 根据 T 波的形态(高尖、平坦或倒置)来进行分析(图 6-2)。

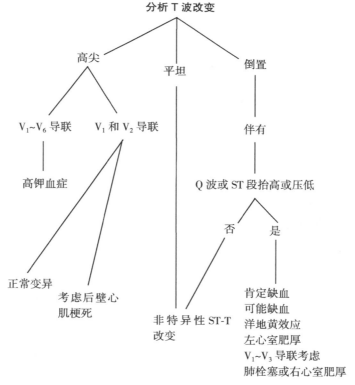

图 6-2　T 波的形态分析法流程

2. 将 T 波的改变结合 ST 段的改变进行综合判断来进行分析(图 6-3)。

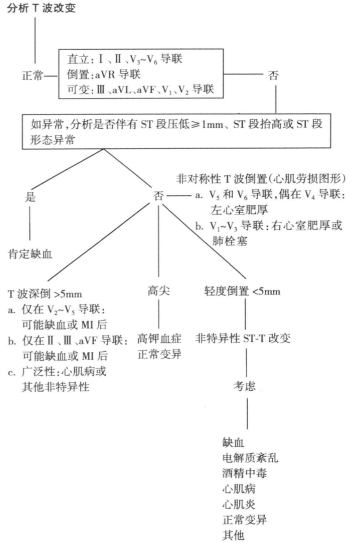

图 6-3 T 波的改变结合 ST 段的变化分析法流程

第三节 异常 T 波的分析

一、T 波倒置

常见的原因有以下几种。

1. Ⅰ、Ⅱ、V_4~V_6 导联 T 波出现倒置通常是异常的。

2. T 波倒置并伴有明显的 ST 段改变（ST 段水平型或下斜型压低 >1mm，图 6-4）：考虑诊断心肌缺血；若 T 波倒置但 ST 段压低 <1mm 或上斜型压低一般为非特异性表现，可以由心脏疾病或非心脏疾病引起。

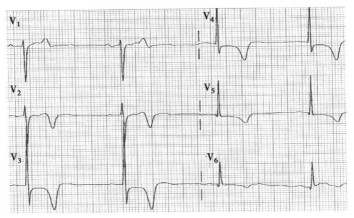

图 6-4 T 波倒置并伴有明显的 ST 段改变

患者女性，53 岁，有不稳定型冠心病发作病史 1 周。可见 V_2~ V_6 导联 T 波深倒，且 ST 段呈"弓背"形态，提示心肌缺血。

3. 单纯的、不伴有 ST 段改变的 T 波倒置：多数情况下是非特异性改变（图 6-5），但也不能完全排除心肌缺血。

4. 广泛深倒的 T 波：如果没有明显的 ST 段抬高或压低，则无诊断意义，可能与以下因素有关：心肌缺血、心肌梗死后的动态演变、心室肥厚、阿斯综合征发作后、室性心动过速或室上性心动过速发作后、心肌炎、心包炎、心肌病、肺栓塞、心脏肿瘤、药物(可卡因、三环类抗抑郁药等)、酒精中毒、电解质紊乱、蛛网膜下腔出血(图 6-6)、急性胰腺炎和胆囊疾病、嗜铬细胞瘤等。

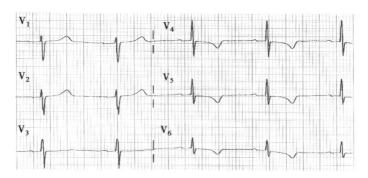

图 6-5　单纯的、不伴有 ST 段改变的 T 波倒置
患者男性,35 岁,常规体检。可见 V₄~V₆ 导联 T 波倒置,
非特异性 ST-T 改变。

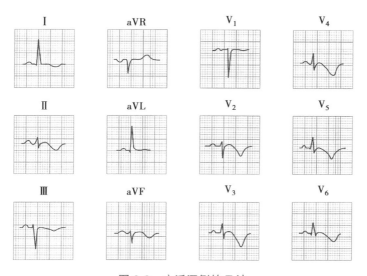

图 6-6　广泛深倒的 T 波
患者男性,48 岁,外伤导致严重脑出血。可见多数导联 T 波倒置。

5. 对称性 T 波倒置：女性与男性之比为 4∶1,常见的原因是心肌缺血,但同时也应该考虑到以上的临床情况。

6. T 波的轻微倒置：如果不伴有 ST 段的改变,除了上述原因之外,还可以由以下因素引起:过度换气、餐后(进食或者喝冷饮后出现改变,而空腹时正常)、二尖瓣脱垂、室内传导阻滞、气胸。此外,T 波的轻微改变,若没有明显 ST 段的改变还可能是正常的变异。

初学者可能会觉得上述对 T 波异常的描述稍显复杂,笔者以下面几个重点疾病为例,来对 T 波进行描述。这几个重点疾病在本书的上述几个章节中均有涉及,笔者在此对他们各自 T 波特征进行提炼,并稍加拓展。这样既达到了复习整合,又达到了总结 T 波的目的。

(一) 心肌梗死

ST 段抬高型心肌梗死(STEMI):心电图首先出现 ST 段异常抬高,继之出现病理性 Q 波以及 T 波的倒置,最后 ST 段逐渐恢复到基线。其中,T 波倒置常为永久性的。

非 ST 段抬高型心肌梗死(NSTEMI):又称非 Q 波型心肌梗死或心内膜下心肌梗死。其梗死灶未穿透心肌壁层,从而未形成一个电"窗口"。心电图只出现 T 波倒置而不出现病理性 Q 波。

(二) 心室肥厚

我们知道,心室肥厚时可发生"继发 ST-T 改变"。

左心室肥厚:面向左胸的导联(I 、II 、aVL、V_5、V_6)可出现 T 波倒置。

右心室肥厚:面向右胸的导联可出现 T 波倒置。

(三) 其他

应用洋地黄可出现 T 波倒置,具体表现为 ST 段呈下斜型压低,呈"鱼钩样"改变。

束支传导阻滞虽然会导致 T 波倒置,但通常无实际临床意义。

脑血管意外与心电图的相关性提示我们:心律失常或左心

室血栓可引起脑栓塞,继发神经系统病变。急性脑血管意外特别是蛛网膜下腔出血会造成广泛 T 波倒置。

二、T 波高大

正常 T 波的高度在肢体导联通常 <5mm,在任一胸导联 <10mm。如果 T 波的高度在肢体导联通常 >5mm,或在胸导联 >10mm,称之为 T 波高大。

T 波高大常常见于以下这些情况。

1. 正常变异:正常人的 $V_2 \sim V_5$ 导联,T 波高尖且基底部不窄。T 波高尖,或偶尔同时伴有 ST 段的稍抬高,也属于一种正常的变异(图 6-7,早期复极)。

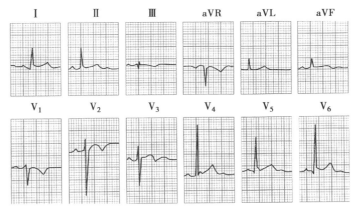

图 6-7 早期复极

男性,30 岁,体检心电图。$V_2 \sim V_5$ 导联的 T 波高尖,部分胸导联明显的 ST 段抬高。

2. 急性心肌缺血或急性心肌梗死(图 6-8,超急性期改变)。

3. 高钾血症(图 6-9)。

4. 左心室负荷过重,如重度的二尖瓣反流。

5. 脑血管事件患者(如蛛网膜下腔出血等)。

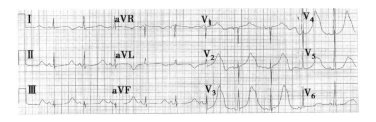

图 6-8　超急性期改变

男性,70 岁,急性心肌梗死心电图。胸导联 T 波异常宽大、高尖。

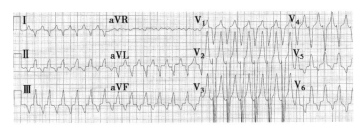

图 6-9　高钾血症

女性,65 岁,尿毒症患者,因未规律透析,行心电图

检查时血钾浓度为 7.5mmol/L。

第四节　T 波相关的心电图
图例及解答

例 6-1　节律（整齐　不整齐）　频率（　　次 /min）

分析 P 波（窦性　非窦性　无 P 波）

分析 PR 间期（时间延长 / 缩短）

分析 QRS 波群（电轴　电压　增宽　无 QRS 波群 Q 波）

分析 ST 段（抬高 / 压低）

分析 T 波（高尖 / 平坦 / 低平）

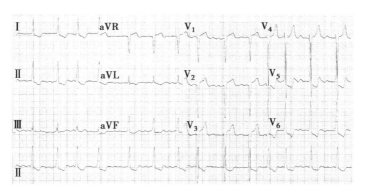

例 6-2　节律（整齐　不整齐）　频率（　　次 /min）

分析 P 波（窦性　非窦性　无 P 波）

分析 PR 间期（时间延长 / 缩短）

分析 QRS 波群（电轴　电压　增宽　无 QRS 波群 Q 波）

分析 ST 段（抬高 / 压低）

分析 T 波（高尖 / 平坦 / 低平）

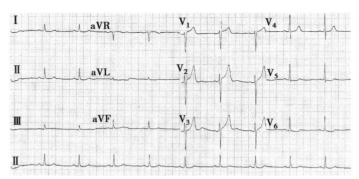

例 6-3　节律（整齐　不整齐）　频率（　　次 /min）

分析 P 波（窦性　非窦性　无 P 波）

分析 PR 间期（时间延长 / 缩短）

分析 QRS 波群（电轴　电压　增宽　无 QRS 波群 Q 波）

分析 ST 段（抬高 / 压低）

分析 T 波（高尖 / 平坦 / 低平）

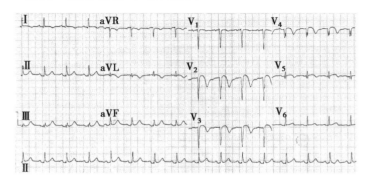

例 6-4 节律（整齐　不整齐）　频率（　次 /min）
分析 P 波（窦性　非窦性　无 P 波）
分析 PR 间期（时间延长 / 缩短）
分析 QRS 波群（电轴　电压　增宽　无 QRS 波群 Q 波）
分析 ST 段（抬高 / 压低）
分析 T 波（高尖 / 平坦 / 低平）

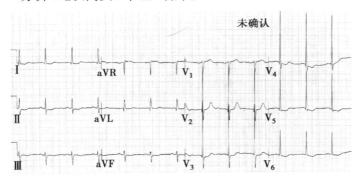

例 6-5 节律（整齐　不整齐）　频率（　次 /min）
分析 P 波（窦性　非窦性　无 P 波）
分析 PR 间期（时间延长 / 缩短）
分析 QRS 波群（电轴　电压　增宽　无 QRS 波群 Q 波）
分析 ST 段（抬高 / 压低）
分析 T 波（高尖 / 平坦 / 低平）

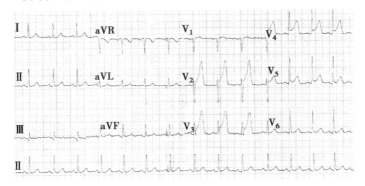

例 6-6 节律（整齐 不整齐） 频率（ 次 /min）

分析 P 波（窦性 非窦性 无 P 波）

分析 PR 间期（时间延长 / 缩短）

分析 QRS 波群（电轴 电压 增宽 无 QRS 波群 Q 波）

分析 ST 段（抬高 / 压低）

分析 T 波（高尖 / 平坦 / 低平）

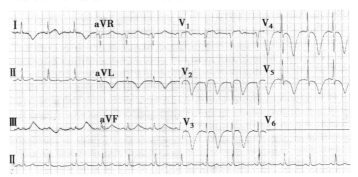

例 6-7 节律（整齐 不整齐） 频率（ 次 /min）

分析 P 波（窦性 非窦性 无 P 波）

分析 PR 间期（时间延长 / 缩短）

分析 QRS 波群（电轴 电压 增宽 无 QRS 波群 Q 波）

分析 ST 段（抬高 / 压低）

分析 T 波（高尖 / 平坦 / 低平）

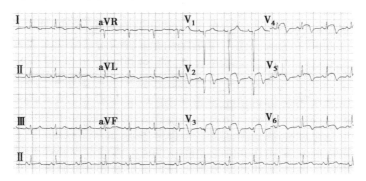

例 6-8　节律（整齐　不整齐）　频率（　次 /min）
分析 P 波（窦性　非窦性　无 P 波）
分析 PR 间期（时间延长 / 缩短）
分析 QRS 波群（电轴　电压　增宽　无 QRS 波群 Q 波）
分析 ST 段（抬高 / 压低）
分析 T 波（高尖 / 平坦 / 低平）

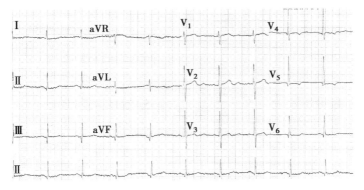

例 6-9　节律（整齐　不整齐）　频率（　次 /min）
分析 P 波（窦性　非窦性　无 P 波）
分析 PR 间期（时间延长 / 缩短）
分析 QRS 波群（电轴　电压　增宽　无 QRS 波群 Q 波）
分析 ST 段（抬高 / 压低）
分析 T 波（高尖 / 平坦 / 低平）

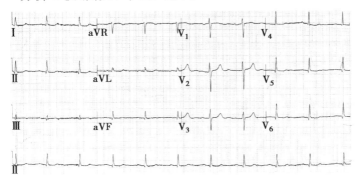

例 6-10 节律（整齐 不整齐） 频率（ 次 /min）

分析 P 波（窦性 非窦性 无 P 波）

分析 PR 间期（时间延长 / 缩短）

分析 QRS 波群（电轴 电压 增宽 无 QRS 波群 Q 波）

分析 ST 段（抬高 / 压低）

分析 T 波（高尖 / 平坦 / 低平）

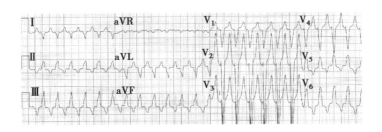

解　答:

例 6-1

节律:不整齐　频率:大于 100 次 /min

P 波:无窦性 P 波

PR 间期:未见明显异常

QRS 波群:电轴不偏,胸导联电压明显异常（R_{v5}+S_{v1} 综合电压超
　过 4mV）,QRS 波群未见明显增宽

ST 段:ST 段呈“鱼钩样”改变

T 波:Ⅰ,Ⅱ,aVL,aVF,V_5~V_6 导联可见 T 波倒置

诊断:房颤心律,左室高电压（左心室肥厚）,洋地黄效应,T 波改
　变（心室肥厚导致,“劳损”性变化）

例 6-2

节律:整齐　频率:60~100 次 /min

P 波:窦性 P 波

PR 间期:未见明显异常

QRS 波群:电轴不偏,电压正常,QRS 波群未见明显增宽

ST 段:ST 段无明显变化

T 波:V_1~V_3 导联可见 T 波高尖

诊断:窦性心律,正常心电图

例 6-3

节律:整齐　频率:60~100 次 /min

P 波:窦性 P 波

PR 间期:未见明显异常

QRS 波群:电轴不偏,电压正常,QRS 波群未见明显增宽

ST 段:V_1~V_5 导联可见 ST 段稍弓背向上抬高,病理性 Q 波形成

T 波:V_1~V_5 导联可见 T 波倒置

诊断:窦性心律,急性前壁心肌梗死

例 6-4

节律:整齐　频率:60~100 次 /min

P 波:窦性 P 波

PR 间期:未见明显异常

QRS 波群:电轴不偏,胸导联电压异常,QRS 波群未见明显增宽

ST 段:V_3~V_6 导联可见 ST 段压低

T 波:V_4~V_6 导联可见 T 波倒置

诊断:窦性心律,左室高电压(左心室肥厚),T 波改变(心室肥厚
　　导致,"劳损"性变化)

例 6-5

节律:整齐　频率:60~100 次 /min

P 波:窦性 P 波

PR 间期:未见明显异常

QRS 波群:电轴不偏,电压正常,QRS 波群未见明显增宽

ST 段:V_1~V_6 导联可见 ST 段弓背向下型抬高

T 波:V_1~V_6 导联可见 T 波高尖

诊断:窦性心律,急性心包炎

例 6-6

节律:整齐　频率:60~100 次 /min

P 波:窦性 P 波

PR 间期:未见明显异常

QRS 波群:电轴不偏,电压正常,QRS 波群未见明显增宽

ST 段:V_2~V_5 导联可见 ST 段稍抬高或位于基线

T 波:V_2~V_5 导联可见广泛 T 波倒置,特别是 V_4、V_5 导联可见
　　QT 间期延长、T 波倒置("QT 间期延长"详见第七章"QT
　　间期")

诊断:窦性心律,蛛网膜下腔出血

例 6-7

节律:整齐　频率:60~100 次 /min

P 波:窦性 P 波

PR 间期:未见明显异常

QRS 波群:电轴不偏,电压正常,QRS 波群未见明显增宽

ST 段:V_1~V_5 导联可见 ST 段弓背向上型抬高,病理性 Q 波形成

T 波:V_2~V_5 导联可见广泛 T 波倒置

诊断:窦性心律,急性前壁心肌梗死

例 6-8

节律:整齐　频率:60~100 次 /min

P 波:窦性 P 波

PR 间期:未见明显异常

QRS 波群:电轴不偏,电压正常,QRS 波群未见明显增宽

ST 段:未见明显抬高 / 压低

T 波:V_4~V_6 导联可见 T 波倒置

诊断:窦性心律,正常心电图(非特异性 T 波改变)

例 6-9

节律:整齐　频率:60~100 次 /min

P 波:窦性 P 波

PR 间期:未见明显异常

QRS 波群:电轴不偏,电压正常,QRS 波群未见明显增宽

ST 段:未见明显抬高 / 压低

T 波:V_4~V_6 导联可见 T 波低平

诊断:窦性心律,正常心电图(非特异性 T 波改变)

例 6-10

节律:整齐　频率:大于 100 次 /min

P 波:无窦性 P 波

QRS 波群 : 电轴右偏 , 电压正常 , QRS 波群明显增宽

ST 段 : 未见明显抬高 / 压低

T 波 : V_1~V_6 导联 T 波高尖

诊断 : 高钾血症

备注 : 室性心动过速不能确诊 , 具体见第四章第五节

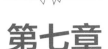
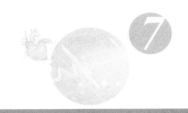

第七章
其他常见的心电图异常表现

一、QT 间期

（一）概述

QT 间期是自 QRS 波群起点至 T 波终点的一段时间，代表心室除极及复极全过程所需的时间，也就是心室收缩的全过程。QT 间期延长代表了心室复极时间的延长，此时容易发生折返性心律失常，如尖端扭转型室性心动过速等。

1. QT 间期延长　常见于以下情况（图 7-1）。

（1）先天性长 QT 间期综合征：如 Jervell-Lange-Nielson 综合征，Romano-Ward 综合征，其他一些遗传异常疾病。

（2）后天性长 QT 间期综合征

1）非药物原因：心肌缺血、中枢神经系统病变和严重的缓慢性心律失常、低钾血症、低镁血症、低钙血症等，主要是由于血浆电解质紊乱所导致的。

2）药物原因：Ⅰa、Ⅰc 及Ⅲ类抗心律失常药、红霉素、非镇静类抗组胺药物，如阿司咪唑和特非那定。其中临床上特别要关注抗心律失常药物的使用情况。无论何种原因，当 QTc 间期达500ms 及以上时，易发生"尖端扭转型（torsade de pointes）室性心动过速"，其 QRS 波形呈不断"扭转"性变化，这是一种特殊类型的阵发性室性心动过速，常发生在交感神经系统活性增加时。

2. QT 间期缩短　常见于（临床研究较少）以下情况。

（1）洋地黄过量。

（2）高钙血症。

（3）短 QT 综合征。

3. 心电图表现

（1）QT 间期是随心率（也随性别和时间）变化而变化的。校正的 QT 间期（QTc 间期）是应用 Bazett 公式计算出来的：QTc 表示心率为 60 次 /min 时的 QT 间期。

（2）心率 60~100 次 /min，QT 间期：0.32~0.44s（即走纸速度 25mm/s 时 8~11 小格）。

4. 心电图图解示意　见图 7-1。

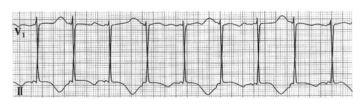

图 7-1　QT 间期延长示意图

（二）高钾血症（hyperkalemia）

1. 心电图表现

（1）轻度高钾血症：血清钾大约在 5.7~6.5mmol/L 时，表现为：① P 波增宽；②多个导联呈现高尖、基底窄、"帐篷样"T 波；③ PR 间期延长，可发生一度房室传导阻滞。

（2）严重高钾血症：血清钾 >6.5mmol/L 时，表现为：① QRS 波群后半部分明显增宽，可出现为切迹或顿挫；②宽 QRS 波群可与高尖、帐篷样 T 波融合；③ ST 段可抬高。

（3）高度房室传导阻滞：P 波消失。

（4）心律失常：室速、室颤、室性自主心律或心脏停搏。

2. 心电图图解示意　见图 7-2。

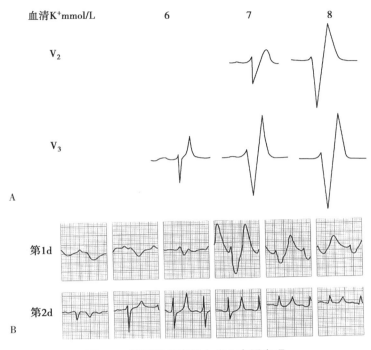

图 7-2　不同程度高钾血症心电图表现

第 1d,血清钾(8.6mmol/L):P 波消失,QRS 波群明显增宽。第 2d,血清钾(5.8mmol/L):可见 P 波,PR 间期延长,QRS 波正常,T 波呈帐篷状。

(1)血清钾 >6.0mmol/L

1)最早的表现为 T 波高尖、基底窄("帐篷"状 T 波)。

2)PR 间期可延长。

(2)血清钾 >7.0mmol/L

1)P 波平坦或消失。

2)QRS 波群增宽。

3)S 波明显。

（3）血清钾 >8.0mmol/L

1）S 波渐宽、渐深，与 T 波移行较陡。

2）没有呈等电位线的 ST 段。

简单来说，初学者可首先把握，高钾血症可引起 P 波低平、QRS 波增宽，ST 段压低甚至消失，以及对称性的 T 波高尖。

（三）低钾血症（hypokalemia）

1. 心电图表现

（1）轻度低钾血症：血清钾大约在 3.0~3.5mmol/L 时，表现为：①T 波振幅进行性降低；②U 波振幅较小，与 T 波振幅相同。

（2）严重低钾血症：血清钾 <3.0mmol/L 时，表现为 U 波振幅明显增高，U 波逐渐高于 T 波；当血清钾 <1.5mmol/L 时，表现为 T 波和 U 波可以发生融合，这些变化在 V_2~V_5 导联最明显。

（3）ST 段渐进性压低。

（4）QRS 波群时限增加。

（5）PR 间期轻度延长。

2. 心电图图解示意　见图 7-3。

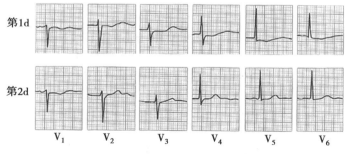

图 7-3　不同程度低钾心电图表现

第 1d，血清钾（1.5mmol/L）：①T 波和 U 波融合；②U 波明显；③QU 间期延长。第 2d，血清钾（3.7mmol/L）：心电图恢复正常。

简单来说，初学者可以首先掌握，低钾血症可以引起 T 波低平、QT 间期延长和 U 波的出现。

总结而言,低血钾可造成 T 波低平,T 波末端可见一突起 U 波。高血钾可引起 T 波高尖伴 ST 段消失。

（四）洋地黄效应

洋地黄是临床上治疗心力衰竭及某些心律失常的有效药物。它的剂量极其重要,中毒早期表现为食欲减退,随后出现恶心、呕吐,甚至出现"黄视现象"。

所谓洋地黄效应是指在用治疗剂量的洋地黄后所引起的心电图上 Q-T 间期缩短和 ST-T 改变（图 7-4）。

1. 心电图表现

（1）ST 段下沉压低,呈凹面向上型,称为"鱼钩状",尤其是在侧壁导联。

（2）T 波振幅降低,可呈双向改变。

（3）QT 间期缩短。

（4）PR 间期延长,可呈一度房室传导阻滞。

（5）U 波增高。

（6）各种心律失常。

2. 心电图图解示意　见图 7-4。

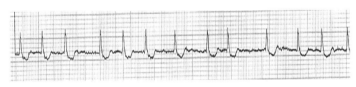

图 7-4　洋地黄效应心电图示意图

（五）电交替

电交替是指来自同一起搏点的心电图形态和 / 或电压甚至极性呈交替性变化,心电图具体表现为任何导联或所有导联 QRS 波群的振幅、方向或形态出现规律性交替,且 RR 间期不变（图 7-5）。其产生的原因常见于:①心包积液:QRS 波群电交替可以出现于一些大量心包积液尤其是恶性肿瘤的患者中,但在心脏压塞患者中较为罕见;②心脏压塞:完全性电交替几乎可诊断心脏压塞,但仅见于不足 10% 的心脏压塞患者;③严重的心肌病变:严重的冠心病和肥厚型心肌病也是电交替的少见原因;④窄 QRS 波心动过速伴 QRS 波群电交替者,对判断 W-P-W 综合征顺向型折返性心动过速(属室上性心动过速伴快速心室率)具有较高的特异性;⑤宽 QRS 波心动过速伴 QRS 波群电交替者,多合并多旁路传导。

1. 心电图表现

(1)任何导联或所有导联 QRS 波群的振幅、方向或形态出现规律性交替,RR 间期不变。

(2)如果 P 波、QRS 波群、T 波(有时候包括 U 波)都出现电交替,称之为完全性电交替。

2. 心电图图解示意　见图 7-5。

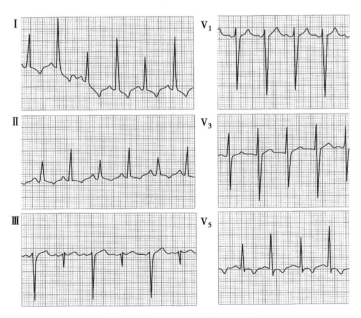

图 7-5　电交替心电图示意图

二、其他相关的心电图图例及解答

例 7-1　节律（整齐　不整齐）　频率（　　次 /min）

分析 P 波（窦性　非窦性　无 P 波）

分析 PR 间期（时间延长 / 缩短）

分析 QRS 波群（电轴　电压　增宽　无 QRS 波群 Q 波）

分析 ST 段（抬高 / 压低）

分析 T 波（高尖 / 平坦 / 低平）　其他（QT 间期 / 低钾 / 高钾）

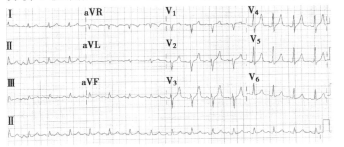

例 7-2　节律（整齐　不整齐）　频率（　　次 /min）

分析 P 波（窦性　非窦性　无 P 波）

分析 PR 间期（时间延长 / 缩短）

分析 QRS 波群（电轴　电压　增宽　无 QRS 波群 Q 波）

分析 ST 段（抬高 / 压低）

分析 T 波（高尖 / 平坦 / 低平）　其他（QT 间期 / 低钾 / 高钾）

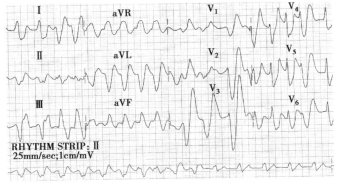

例 7-3　节律（整齐　不整齐）　频率（　　次 /min）

分析 P 波（窦性　非窦性　无 P 波）

分析 PR 间期（时间延长 / 缩短）

分析 QRS 波群（电轴　电压　增宽　无 QRS 波群 Q 波）

分析 ST 段（抬高 / 压低）

分析 T 波（高尖 / 平坦 / 低平）　其他（QT 间期 / 低钾 / 高钾）

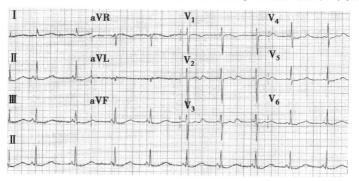

例 7-4　节律（整齐　不整齐）　频率（　　次 /min）

分析 P 波（窦性　非窦性　无 P 波）

分析 PR 间期（时间延长 / 缩短）

分析 QRS 波群（电轴　电压　增宽　无 QRS 波群 Q 波）

分析 ST 段（抬高 / 压低）

分析 T 波（高尖 / 平坦 / 低平）　其他（QT 间期 / 低钾 / 高钾）

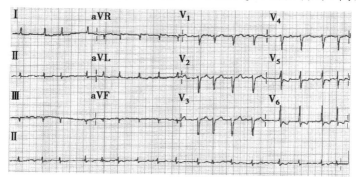

例 7-5　节律（整齐　不整齐）　频率（　　次 /min）

分析 P 波（窦性　非窦性　无 P 波）

分析 PR 间期（时间延长 / 缩短）

分析 QRS 波群（电轴　电压　增宽　无 QRS 波群 Q 波）

分析 ST 段（抬高 / 压低）

分析 T 波（高尖 / 平坦 / 低平）　其他（QT 间期 / 低钾 / 高钾）

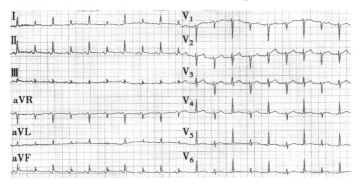

例 7-6　节律（整齐　不整齐）　频率（　　次 /min）

分析 P 波（窦性　非窦性　无 P 波）

分析 PR 间期（时间延长 / 缩短）

分析 QRS 波群（电轴　电压　增宽　无 QRS 波群 Q 波）

分析 ST 段（抬高 / 压低）

分析 T 波（高尖 / 平坦 / 低平）　其他（QT 间期 / 低钾 / 高钾）

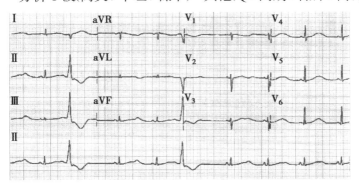

解 答：

例 7-1
节律：整齐 频率：60~100 次 /min
P 波：窦性 P 波
PR 间期：未见明显异常
QRS 波群：电轴不偏，胸导联电压异常，QRS 波群未见明显增宽
ST 段分析：ST 段无明显变化
T 波分析：V_1~V_5 导联可见 T 波高尖
诊断：窦性心律，高钾血症

例 7-2
节律：整齐 频率：大于 100 次 /min
P 波：无窦性 P 波
QRS 波群：电轴不偏，胸导联电压异常，QRS 波群明显增宽
ST 段分析：ST 段很难区分
T 波分析：多数导联可见 T 波高尖
诊断：高钾血症

例 7-3
节律：不整齐 频率：60~100 次 /min（提示：心率计算时可数齐
 50 大格（10s）的 R 波个数再乘以 6 即为心率，此图最下一长
 条 II 导联 R 波个数为 10 个，即心率大致估计为 60 次 /min）
P 波：窦性 P 波
PR 间期：未见明显异常
QRS 波群：电轴不偏，胸导联电压异常，QRS 波群未见明显增宽
ST 段分析：ST 段无明显变化
T 波分析：T 波未见明显改变
U 波分析：V_2~V_5 导联可见 U 波
诊断：窦性心律不齐，低钾血症

例 7-4

节律:不整齐　频率:大于 100 次 /min

P 波:无窦性 P 波

QRS 波群:电轴不偏,胸导联电压异常,QRS 波群未见明显增宽

ST 段分析:V_3~V_6 导联可见 ST 段下斜型压低,呈"鱼钩样"
改变

T 波分析:V_4~V_6 导联可见 T 波倒置

诊断:心房颤动,洋地黄效应

例 7-5

节律:整齐　频率:大于 100 次 /min

P 波:窦性 P 波

PR 间期:未见明显异常

QRS 波群:电轴不偏,各导联电压异常,QRS 波群未见明显增宽

ST 段分析:ST 段无明显变化

T 波分析:T 波未见明显改变

诊断:窦性心动过速,电交替

例 7-6

节律:不整齐　频率:小于 60 次 /min(提示:心率计算时可数齐
50 大格(10s)的 R 波个数再乘以 6 即为心率,此图最下一长
条 II 导联 R 波个数为 9 个,即心率大致估计为 54 次 /min)

P 波:窦性 P 波

PR 间期:未见明显异常

QRS 波群:电轴不偏,电压正常,提前出现宽大 QRS 波群

ST 段分析:ST 段无明显变化

T 波分析:T 波未见明显改变

其他分析:QT 间期明显延长

诊断:窦性心动过缓,室性期前收缩,长 QT 综合征